Ingrid Sehmer
Senior/innen im Gespräch mit Senior/innen
Dialoge
Rollenspiele
Übungen zur Sitzgymnastik

Ingrid Sehmer

Senior/innen im Gespräch mit Senior/innen

Dialoge
Rollenspiele
Übungen zur Sitzgymnastik

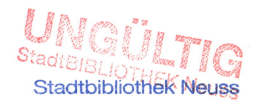

R. G. Fischer

Die Deutsche Bibliothek – CIP-Einheitsaufnahme

Sehmer, Ingrid:
Senior-innen im Gespräch mit Senior-innen : Dialoge, Rollenspiele, Übungen zur Sitzgymnastik / Ingrid Sehmer. – Frankfurt (Main) : R. G. Fischer, 1997
ISBN 3-89501-490-7

© 1997 by R. G. Fischer Verlag
Orber Straße 30, D-60386 Frankfurt/Main
Alle Rechte vorbehalten
Umschlagzeichnung: Ingrid Sehmer
Satz: W. Niederland, Königstein
Schriftart: Helvetica 11˙n
Herstellung: Difo-Druck GmbH, Bamberg
Printed in Germany
ISBN 3-89501-490-7

Inhaltsverzeichnis

Vorwort 7

Zur Entstehung dieses Buches 9

Gedanken zur Lebensgestaltung alter Menschen . 13

Gedanken zu Beziehungen der alten Menschen untereinander 14

Gedanken über die Beziehungen des Pflegepersonals zu Pflegebedürftigen, insbesondere in Heimen 15

Dialog: »Wie kann man Menschen dazu bringen, daß sie am gemeinsamen Singen teilnehmen?« . . 17

Dialog: »Du kannst mir meinen Wunsch auch dann erfüllen, wenn du ihn nicht verstehst!« 21

Dialog: »Sind fremde Besucher verständnisvoller als die eigenen Angehörigen?« 25

Dialog: »Nach Todesfällen bleiben immer Menschen übrig«. 28

Dialog und *Rollenspiel:* »Pflegebedürftig zu sein ist nicht einfach, aber Schwester zu sein auch nicht«. 31

Dialog und *Rollenspiel:* »Was tut man nicht alles, um seine Eigenständigkeit zu retten!« 35

Dialog und *Rollenspiel:* »Ist Krankengymnastik moderne Folterung oder Voraussetzung für schwungvolle Beweglichkeit?« 39

Dialog und *Rollenspiel:* »Bitte schließen Sie das Fenster!« – »Ja, ich habe es gekippt!« 45

Dialog: »Was ist eigentlich kreatives Denken? Muß man das lernen?« 49

Dialog: »Welche neue Rechenmethode hat unsere Teilnehmerin Frau B. entwickelt?« 53

Dialog: »Kann man das Gedächtnis trainieren, indem man Kubikzahlen auswendig lernt?« 57

Dialog: »Sitzgymnastik in der Gruppe macht Spaß, regt an und fördert das Wohlbefinden.« 62

Erläuterungen zum folgenden Dialog über praktische Übungen zur Sitzgymnastik (mit Abbildungen). 65

Dialog: »Bei der Sitzgymnastik kann man ganz schön ins Schwitzen kommen« 66

Schlußbetrachtung 94

Vorwort

Dieses Buch ist die Weiterentwicklung des Buches »Senior/innen arbeiten für Senior/innen« – ebenfalls im R. G. Fischer Verlag erschienen –, in dem die von Senior/innen erarbeiteten Themen zu kreativem Denken ausführlich behandelt werden. In diesem Buch kommen nun die Senior/innen selbst zu Wort. Deshalb sind alle Kapitel als Gespräche zwischen zwei Senior/innen gestaltet, einige davon als Rollenspiele.
Außerdem bringt das Buch eine ausführliche Anleitung zur Sitzgymnastik mit Atemübungen. Auch über dieses Thema unterhalten sich zwei Seniorinnen; denn die alten Herrschaften merken sehr wohl, daß die Übungen von unterschiedlichem Wert für sie sind und daß jede/r von ihnen entsprechend der eigenen Befindlichkeit mit den Anforderungen zurechtkommen muß. Dieses Gespräch ist, besonders durch die beigefügten Zeichnungen, die die Übungen veranschaulichen sollen, sehr lang.
Vermutlich werden viele Leser/innen in den Unterhaltungen Gedanken wiederfinden, die sie, sollten sie selbst Senior/innen sein, schon einmal geäußert haben. Wenn sie zur jüngeren Generation gehören, haben sie sicher von dem einen oder anderen Thema durch Senior/innen gehört.
Meinen treuen Mitarbeiterinnen und meinem treuen Mitarbeiter von der Arbeiterwohlfahrt danke ich für viele ausgezeichnete Ideen, mit denen sie zum Gelingen dieses Buches beigetragen haben, insbesondere zu den Themen kreatives Denken, Entwicklung einer neuen Rechenmethode und Sitzgymnastik. Ebenso dankbar bin ich zahlreichen Senior/innen in Krankenhaus und Al-

tenheim, die mir ihr Vertrauen schenkten und mit denen ich in ernste und humorvolle Gespräche kam.

Dr. Ingrid Sehmer

Zur Entstehung dieses Buches

Bei meinen vielen Zusammenkünften mit Senior/innen in der Begegnungsstätte, im Krankenhaus und in Altenheimen kam mir der Gedanke, daß Gespräche, wie sie zwischen ihnen und mir – Seniorin, Kursleiterin, Besucherin – ablaufen, auch unter Senior/innen, die sich zwanglos treffen oder gemeinsam wohnen, stattfinden könnten. Die Gespräche, die ich hier niederschreibe, sind also keine Gesprächsprotokolle. Die Inhalte sind aber auch nicht frei von mir erfunden. Sie enthalten Beobachtungen, Beurteilungen, Erlebnisse, Sichtweisen, die ich bei den Unterhaltungen mit den alten Menschen gehört habe. Einige Dialoge habe ich zu Rollenspielen umgestaltet. Hier übernimmt ein Gesprächspartner aus seiner Erfahrung heraus die Rolle eines Therapeuten oder einer Pflegekraft.
Beim Gedankenaustausch mit der älteren Generation fällt mir immer wieder deren Feinfühligkeit auf und ihr großes Verständnis für die nicht von ihr zu verantwortenden Belastungen, denen die jüngere Generation in ihrem eigenen Leben ausgesetzt ist, gleichgültig, ob es sich um Pflegepersonal im Altenheim und Krankenhaus oder um Verwandte oder fremde Besucher handelt.
Die Gratwanderung in der Begegnung zwischen alten Menschen und der jüngeren Generation besteht von den alten Menschen aus gesehen einerseits darin, daß sie die jüngeren Menschen nicht auch noch von ihrer Seite zu überlasten trachten, denn sie möchten sich das Wohlwollen der Menschen, die sich um sie kümmern, erhalten. Andererseits fordern sie – berechtigterweise, wie ich denke – Hilfe und Zuwendung dort, wo sie alleine nicht mehr zurechtkommen. Doch wer entscheidet,

welche Hilfe wo notwendig ist und wie die Wünsche erfüllt werden: die Fachkräfte, die in jahrelanger Ausbildung Pflege gelernt haben, und die Verwandten und die fremden Besucher? Oder der alte Mensch selbst, der die Leistungsfähigkeit seines eigenen Körpers meist am besten kennt oder wenigstens zu kennen glaubt und seine Wünsche als Ausdruck seines Denkens und seiner Individualität empfindet und anerkannt sehen möchte.

Wie diese Themen behandelt werden können, darüber unterhalten sich beispielsweise Senior/innen in diesem Buch aufgrund konkreter Erlebnisse, die, wie oben bereits gesagt, Thema ihrer Unterhaltung mit mir waren. Schwestern und Besucher, ob Angehörige oder Fremde, leisten aber nicht nur dort Beistand, wo der alte Mensch wegen seiner Gebrechen Hilfe braucht und fordert, sondern der genannte Personenkreis trägt auch Angebote an die Senior/innen heran, die aus dem Blickwinkel der Anbieter die Situation der Senior/innen verbessern oder wenigstens dazu beitragen sollen, daß sich das Befinden nicht verschlechtert. Zu diesen Angeboten gehören z.B. Gymnastik, Singen und kreatives Denken. Ich zähle hier nur diese drei Arten auf, weil ich nur mit diesen Erfahrung habe und daher die Angebote mit der Beurteilung durch die alten Menschen in Verbindung bringen kann. Für die Senior/innen haben diese in jedem Fall gutgemeinten Vorschläge einen vielschichtigen Wert, der oft mit den Wertvorstellungen der Anbieter nicht übereinstimmt. Es ist für die jüngeren Menschen, die sich meist mit großer Hingabe und ebensolchem Zeitaufwand aus ihrer Sicht Verbesserungen für die alten Menschen ausdenken, von großer Bedeutung zu erfahren, ob die angestrebten Veränderungen auch aus der Sicht und in der Situation eines alten Menschen eine Verbesserung darstellen. Gespräche mit dieser Thematik sind außerordentlich aufschlußreich und ergiebig, denn sie ermöglichen zuweilen einen Erfolg, wenn man im Angebot mit kleinen Veränderungen auf die Wünsche und Bedürfnisse eingeht, die der betroffene alte Mensch selbst äußert.

Das soll nun nicht heißen, daß mit gutem Willen bei den Betroffenen sich alle Probleme auflösen würden oder daß in diesem Buch eine allgemeine Anleitung zur Problemlösung angeboten würde. Vorschläge für die grundsätzliche Lösung der Probleme kann es nicht geben, weil deren Ursachen nicht zu beseitigen sind. Die Ursachen sind die aus Kosteneinsparung zunehmende Überbelastung der Pflegekräfte und die körperliche und oft auch geistige Einschränkung, mit der der gebrechliche Mensch unabhängig von aller Hilfe und Zuwendung täglich und stündlich leben muß. Oft wird aber das Leiden der beeinträchtigten Menschen nicht nur durch fehlende, sondern auch durch zwar gutgemeinte, aber, aus welchen Gründen auch immer, nicht auf den Empfangenden abgestimmte Hilfe nicht unwesentlich verstärkt.

Deshalb sollen im vorliegenden Buch die Senior/innen selbst zu Wort kommen, mit Gedanken zu ihrer Lebensgestaltung, zu ihren Beziehungen untereinander, auch wenn sie im Heim leben, und ihrem Verhältnis zu betreuenden Personen.

In den Rollenspielen schlüpft eine/r der beiden Senior/innen in die Rolle der sie betreuenden Person und ist nun selbst ein Mensch, von dem Senior/innen abhängig sind. Diese zeitlich begrenzte Wirklichkeit erlaubt es nun beiden, erlebte Ereignisse, Erfahrungen und Gefühle frei von Ängsten und Rücksichtnahmen nachzuempfinden und zu formulieren. Es besteht darüberhinaus die Möglichkeit, die eigene Wunschbetreuung aufzubauen und im Gespräch darzubieten.

Mir kommt der Gedanke, daß auch einmal Betreuer in einem Rollenspiel ganz echt den Part eines gebrechlichen alten Menschen übernehmen sollten. Solche Übungen könnten sehr gut zur Ausbildung des entsprechenden Personenkreises gehören.

Gedanken zur Lebensgestaltung alter Menschen

Jeder Mensch trifft in seinen jungen Jahren im Rahmen seiner Möglichkeiten Entscheidungen und verwirklicht seine Vorhaben. Dadurch gestaltet er nicht nur sein eigenes Leben, sondern bestimmt auch oft in der Auseinandersetzung mit Verwandten, Freunden und Fremden deren Lebensablauf mit.
Im Alter hingegen, wenn sich Gebrechen einstellen, ob körperliche oder geistige, wird der Beitrag zur eigenen Lebensgestaltung geringer. Konnte der heutige Senior sich seine Wünsche früher selbst erfüllen, zum Teil sogar, ohne Rechenschaft darüber ablegen zu müssen, ist er heute dazu gezwungen, seine Wünsche auszubreiten, damit sie von betreuenden Personen erfüllt werden. Gar nicht selten erleben die alten Herrschaften, daß ihr Wunsch von einer betreuenden Person abgewandelt wird, natürlich mit der besten Absicht, den Bittenden optimal zu versorgen. Dieses Ziel wird aber häufig durch die Abwandlung ihrer Wünsche aus der Sicht der Senior/innen nicht erreicht.
Wenn es sich auch nur um Kleinigkeiten handelt, spürt der alte Mensch den Widerstand gegen das, was er möchte. Er hat zwei Möglichkeiten zu reagieren. Entweder verteidigt er seine Vorstellungen und versucht einerseits so viel eigenes Gedankengut wie möglich zu retten, andererseits sich aber auch die Zuwendung der betreuenden Person zu erhalten. Oder er sagt bald nichts mehr, weil er die Erfahrung macht, daß auch ohne seine Äußerungen irgendetwas mit ihm geschieht.

Gedanken zu Beziehungen der alten Menschen untereinander

Senior/innen, die ihr Zuhause ohne fremde Hilfe verlassen können, sind in der glücklichen Lage, nach eigenem Gutdünken Beziehungen zu Gleichaltrigen zu pflegen. Gelegenheit dazu gibt es etwa in Begegnungsstätten, bei Altenclubs, beim Einkaufsbummel oder bei gegenseitigen Besuchen. Diese Freiheit haben nicht nur Bewohner/innen der eigenen vier Wände, sondern ebenso die eines Heimes, wenn auch zeitlich stärker gebunden. Nicht minder wichtig als die ungebundene Kontaktpflege ist die Möglichkeit, sich selbständig zurückziehen zu können, sozusagen in ein persönliches Reich, und nach eigener Entscheidung Situationen oder die Nähe bestimmter Menschen meiden zu können.
Gehbehinderung kann sowohl in der eigenen Wohnung wie aber auch im Heim zu Vereinsamung, Aggressivität und Depression führen, wenn die Auswahl der Gesprächspartner durch die persönliche Unbeweglichkeit stark eingeschränkt ist.
Hier ist sehr zu beklagen, daß auch die zuständigen großen Organisationen es an der Einbindung der Gebrechlichen in die Gemeinschaft fehlen lassen.

Gedanken über die Beziehungen des Pflegepersonals zu Pflegebedürftigen, insbesondere in Heimen

Die Pflegekräfte sind vielfachen Belastungen ausgesetzt. Auffällig für jeden Beobachter ist der zeitliche Druck, unter dem sie arbeiten müssen. Dieser wird sich verstärken, wenn aus Kostengründen immer weiter Personal eingespart wird.
Die Ausübung von Pflegearbeiten ist trotz technischer Hilfen wie Lifter und verstellbarer Betten auch heute noch körperlich anstrengend. Diese Belastung verstärkt sich ebenfalls durch Einsparung an Personal und Sachaufwand.
Dazu kommen die vielseitigen seelischen Strapazen, denen die Pflegekräfte ausgesetzt sind. Sie müssen die Balance finden zwischen dem Termindruck, der bestmöglichen Versorgung der Pflegebedürftigen und der Berücksichtigung der Individualität der unselbständig gewordenen Menschen. Diese tägliche Suche nach dem richtigen Weg gleicht der Quadratur des Kreises. Zudem sind zahlreiche Senior/innen in einer Verfassung, die sich Schwestern und Pfleger weder für die eigene Zukunft noch für die ihrer Angehörigen wünschen. Sie werden es nicht verhindern können, daß ihnen Angst durch den Kopf geht. Trotz dieser Erschwernisse sind Freude und Humor Gegengewichte, die sich auf der anderen Seite beim Kontakt mit den hilfebedürftigen alten Menschen aufbauen, und zwar um so stärker, je größer die Belastung ist. Das ist wiederum leichter gesagt als erreicht. Quelle für Freude, Staunen, Humor ist Harmonie mit den Pflegebedürftigen und das gegenseitige persönliche Anerkennen mit allen Stärken und

Schwächen. Es bleibt aber nicht aus, daß das Pflegepersonal mit dem Tod liebgewonnener Bewohner/innen fertig werden muß.

Nichtsdestotrotz glaube ich, daß beide Erfahrungen, Belastung und Freude durch die Arbeit, das Wertvolle an diesem Beruf sind.

Dialog: »Wie kann man Menschen dazu bringen, daß sie am gemeinsamen Singen teilnehmen?«

Frau B. und Frau M. in einer gemütlichen Sitzecke im Gespräch

Frau B.: Heute haben wir wieder eine Stunde schön gesungen. Ich finde das herrlich!

Frau M.: Mir gefällt das Singen auch sehr gut. Ich singe immer die 2. Stimme. Sonst kann das ja niemand.

Frau B.: Sie singen immer die 2. Stimme? Das habe ich noch gar nicht gemerkt.

Frau M.: Das hören Sie nicht? Aber dadurch klingt unser Gesang doch so schön.

Frau B.: Mag sein. Mir kommt es darauf an, daß ich singen kann und daß möglichst viele von uns mitsingen.

Frau M.: Ich singe von jedem Lied die 2. Stimme. Auch wenn ich ein Lied einmal ausnahmsweise nicht kenne, kann ich spätestens bei der 3. Strophe die 2. Stimme singen. Ich habe oft vorgesungen.

Frau B.: Ich habe früher mit der Familie und mit Freunden zu Hause und auf Wanderungen und im Verein viel und gerne gesungen.

Frau M.: Das wöchentliche Singen geht ja auf Ihren Vorschlag zurück, wie ich gehört habe?

Frau B.: Das stimmt. Wir sind hier im Aufenthaltsraum

gefragt worden, was gemacht werden soll, was wir uns wünschen. Da habe ich sofort gesagt, daß wir singen wollen. Drei Bewohnerinnen, die inzwischen leider verstorben sind, haben mich unterstützt. Die anderen haben nichts gesagt.

Frau M.: Ich freue mich auch, daß wir singen und daß ich geholt werde, wenn ich es vergesse.

Frau B.: Sie brauchen es nicht zu vergessen, denn ich erinnere an jedem Singtag beim Mittagessen daran.

Frau M.: Das weiß ich, aber ich vergesse es trotzdem und bin froh, daß man mich holt, weil ich doch so gerne die 2. Stimme singe.

Frau B.: Na gut, Sie kommen ja. Aber warum bleiben so viele weg? Wenn ich unsere Mitbewohner/innen beim Mittagessen auf das Singen anspreche, sagen sie, das ist schön, aber ich kann nicht singen.

Frau M.: Das kann doch sein; die 2. Stimme kann ja auch nur ich singen.

Frau B.: Die 2. Stimme braucht ja auch sonst niemand zu singen. Die 1. Stimme würde vollständig genügen. Wir singen doch Volkslieder, die jeder von früher kennt, und singen kann jeder aus seinen Kindertagen.

Frau M.: Diejenigen, die sagen, daß sie nicht singen können, haben aber vielleicht trotzdem recht. Wenn sie selten reden, verlernen sie das Sprechen. Sie singen überhaupt nicht, deshalb denken sie, daß sie nicht mehr singen können. Andere sind in trauriger Stimmung und denken möglicherweise, daß man zum Singen fröhlich sein muß. Das wollen sie alles nicht sagen und daher hören Sie nur von ihnen: Ich kann nicht singen.

Frau B.: Ich finde, gerade wenn man niedergeschlagen ist, sollte man singen. Dann kommen Lebensmut und Lebensfreude zurück, schon durch das tiefe Atmen und die schönen Melodien.
Aber mit dem anderen, was Sie gerade sagten, haben Sie recht. Oft habe auch ich keinen Gesprächspartner oder keine Gesprächspartnerin, hier im Haus nicht, ich habe keinen Besuch, und ich kann auch meine Bekannten hier am Ort nicht immer aufsuchen. Manchmal habe ich Schmerzen im Knie und kann nicht weit laufen. Damit ich wenigstens meine eigene Stimme höre, gehe ich in mein Zimmer, lese irgend etwas laut, spreche mit mir selbst, sage mir ein Gedicht oder Liederverse auf, oder ich singe für mich in meinem Zimmer.

Frau M.: Das geht alles nur, wenn man allein im Zimmer wohnt. Aber es gibt ja hier einige Einzelzimmer. Meiner Mitbewohnerin geht es schlecht. Deshalb spreche ich sie immer an und erzähle ihr etwas. Das freut sie, sie lacht dann, antworten kann sie kaum noch. Ich gehe auch zu anderen Bewohnerinnen, die nicht mehr aus dem Zimmer kommen und spreche sie an. Wenn sie dann lachen und mich freundlich anschauen, freut mich das. Ich suche mir Gelegenheiten zu sprechen und mich zu freuen. Ich war früher Krankenschwester.

Frau B.: Viele von uns sitzen aber stundenlang allein und stumm in ihrem Zimmer oder laufen einsam draußen herum. Ihnen würde das Singen guttun. Wie kann man sie nur dazu bringen, daß sie am Singen teilnehmen? Dann hätten sie den ersten Schritt zurück in die Gemeinschaft getan.

Frau M.: Ja, das wäre schön. Aber man kann sie nicht zwingen. Wenn sie sagen, sie können nicht singen, muß man das ernst nehmen. Jeder Mensch, der sich weigert, das zu tun, was man ihm vorschlägt, hat einen Grund für seine Ablehnung. Manchmal verrät er aber den wahren Grund nicht.

Frau B.: Das stimmt schon, was Sie sagen. Trotzdem werde ich weiter auf das Singen aufmerksam machen, weil es mir gefällt.

Dialog: »Du kannst mir meinen Wunsch auch dann erfüllen, wenn du ihn nicht verstehst!«

Der gehbehinderte Bewohner eines Altenheims, Herr A, besucht den bettlägrigen Bewohner, Herrn B, in dessen Einzelzimmer.

Herr A.: Guten Morgen, bester Freund, was möchtest du denn heute gerne haben? Was könnte ich dir einkaufen?

Herr B.: Seit wann gehst du denn einkaufen?

Herr A.: Ach weißt du, mich interessiert eigentlich nur, was du gerne haben möchtest.

Herr B.: Aha, und wenn du das weißt, dann denkst du dir in deinem Hirn aus, was du mir bringst. Also, wenn ich sage, ich möchte gerne zwei Flaschen helles Bier, dann schleppst du mir drei Flaschen Überkinger an, weil die gerade im Sonderangebot waren.

Herr A.: So ungefähr, aber nicht ganz so brutal.

Herr B.: Du hast wohl diesbezüglich Erfahrungen gemacht? Erzähle!

Herr A.: Meine Großnichte war gestern da. Sie ist wirklich sehr lieb und nett und kommt ja auch oft. Außerdem ist sie sehr tüchtig.

Herr B.: Ganz klar! Wenn sie nicht nett wäre, würde sie dich nicht so oft besuchen. Aber was war mit dem Einkauf?

Herr A.: Ja, ich habe sie gebeten, mir vier schöne, große Bananen zu bringen. Das wäre der Vorrat für eine Woche, habe ich ihr gesagt. Aber sie meinte, es wären zuviel, sie käme doch jede Woche, und sie könnte mir doch bei ihrem nächsten Besuch wieder welche besorgen. Na gut, habe ich gesagt; dann kaufe, wie du das für richtig hältst. Was meinst du, was sie mir gebracht hat?

Herr B.: Acht große, dicke Birnen, weil die auch schön weich und gelb sind und gerade viel billiger waren als die Bananen.

Herr A.: Nein, das doch nicht, aber sieben Bananen. Dann hat sie mir noch die Reihenfolge angegeben, in der ich sie essen soll.

Herr B.: Hast du da gelacht oder geweint?

Herr A.: Ich habe tief durchgeatmet und ihr gesagt, sie brauche das jeweilige Tagesdatum, an dem ich die Bananen essen sollte, aber nicht auf die Bananen zu schreiben. Daraufhin haben wir beide gelacht. Ich habe sie dann nach ihrer Arbeit gefragt, und sie hat mir sehr interessant von ihrer Tätigkeit erzählt.

Herr B.: Aber sie hat nicht verstanden, daß sie an deinem Wunsch nach den vier Bananen nicht hätte herumkritisieren sollen. Daß sie dann, aus welchen Gründen ist schließlich gleichgültig, auch noch sieben gebracht hat, ist ja nur eine Zugabe und nicht das Hauptproblem.

Herr A.: Sie hat meinen Wunsch nicht verstanden und hat, obwohl ich ihn begründet habe, nicht eingesehen, daß ich vier Bananen haben wollte. Nachdem sie kritisiert hatte, habe ich allerdings nicht gesagt, daß ich trotz ihres Einwandes bei meiner Bitte bleibe.

Herr B.: Das ist doch ganz klar, warum du das nicht gesagt hast; du hast gefürchtet, sie denkt, der störrische, altersstarrsinnige, undankbare Onkel nimmt mein gutgemeintes Angebot nicht an.

Herr A.: Das stimmt. Aber ich habe mir fest vorgenommen, daß ich das nächste Mal bei dem bleibe, was ich mir ausgedacht habe.

Herr B.: Wenn sie vom Einkauf zurückkommt, gleichgültig, was sie dir dann mitbringt, kannst du ihr ja noch einmal sagen, daß du dir sehr gut überlegt hast, was und wieviel du brauchst.

Herr A.: Ja, und ich werde ihr sagen, daß sie mir meinen Wunsch sehr wohl erfüllen kann, ohne ihn zu verstehen. Ich verlange nicht von ihr, daß sie versteht und einsieht, warum ich gerade diesen Wunsch und keinen anderen äußere.

Herr B.: Das ist ein sehr kluger Gedanke, der dir da gekommen ist. Was, meinst du, ist die Voraussetzung dafür, daß ein Mensch so handelt?

Herr A.: Ich glaube, man muß den Menschen, der den Wunsch äußert, als Persönlichkeit anerkennen. Man muß sich sagen: wenn dieser Mensch könnte, wie er wollte, würde er sich genau diesen Wunsch erfüllen. Er kann das nicht selbst, also springe ich ein. Ich freue mich, daß ich den Wunsch erfahren habe.

Herr B.: Da hast du recht. Ich spüre sehr genau, ob mir jemand einen Gefallen tut, weil er mich und meine Bitte anerkennt, oder weil er denkt: soll der schrullige Alte seinen Willen haben, desto schneller kann ich mich wieder von ihm verabschieden.

Herr A.: Das spüre ich auch. Mir ist noch ein anderer kluger Gedanke gekommen. Bleiben wir beim Beispiel der vier Bananen. In dem Moment, in dem sie einen Einwand gegen die vier Bananen vorbringt, verbaut sie sich den Weg zum Verständnis, warum ich vier Bananen möchte. Man kann einen anderen Menschen nur dann verstehen, wenn man auf seine Begründungen eingeht und sich mit seinen Argumenten auseinandersetzt. Dann kommt ein Gespräch zustande, in dem neue Gedanken entwickelt werden können.

Herr B.: Das hast du dir gut überlegt und du hast das auch sehr verständlich formuliert. Du solltest eine Gesprächsrunde ins Leben rufen.

Herr A.: Zunächst werde ich versuchen, mit meiner Großnichte über dieses Thema ins Gespräch zu kommen, und bitte sie das nächste Mal auf jeden Fall, zwei Flaschen Bier zu kaufen.

Herr B.: Ich bin gespannt, was du mir von dieser Unterhaltung berichten wirst und freue mich schon auf die zwei Flaschen Bier.

Herr A.: Du bekommst nur eine, denn eine ist für mich!

Dialog: »Sind fremde Besucher verständnisvoller als die eigenen Angehörigen?«

Frau L. und Frau O., beide gehbehindert und hochbetagt, in einer gemütlichen Sitzecke in eifrigem Gespräch.

Frau L.: Frau O., haben Sie auch schon gehört, daß Frau M. zuweilen sagt, die fremden Menschen seien besser als die eigenen Verwandten?

Frau O.: Ja, das habe ich auch schon von ihr gehört. Sie erläutert diese Aussage ja nicht näher, aber das ist wohl ihre Erfahrung.

Frau L.: Ich kann dazu gar nichts sagen, weil ich keine Angehörigen mehr habe. Aber Sie haben Kinder, die zu Ihnen kommen und außerdem erhalten Sie Besuch von Bekannten. Können Sie das, was Frau M. sagt, bestätigen?

Frau O.: Nein, so wie sie es sagt, auf keinen Fall. Von besser oder schlechter kann ich überhaupt nicht sprechen. Meine Beziehungen zu den Menschen, die mich besuchen, sind sehr verschieden. Ich fasse auch anders zusammen, als Frau M. es tut. Mein Verhältnis zu meinen Kindern und zu den Menschen, die mich und meine Kinder schon lange kennen, ist ein anderes als zu den Menschen, die ich erst kürzlich kennengelernt habe.

Frau L.: Glauben Sie, daß Sie Ihre Kinder und Ihre langjährigen Bekannten anders sehen würden, wenn Enkel da wären?

Frau O.: Davon bin ich überzeugt. Schließlich verdanken meine Kinder mir ihr Leben und sie selbst geben das Leben, mein Leben, nicht weiter. Ich weiß, daß das sehr überheblich gedacht ist, weil alles Leben ein Geschenk Gottes ist. Trotzdem wirken diese Gedanken in mir, die ich natürlich bei meinen Kindern nicht äußere. Es würde sie tief verletzen. Das will ich nicht. Meine Beziehungen zu meinen Kindern empfinde ich als Kummer und als Freude.

Frau L.: Und nicht nur Ihre Kinder, sondern auch Ihre guten alten Freunde spüren diese Gefühle. Für die neueren Bekannten sind diese Belastungen wahrscheinlich kein Thema.

Frau O.: Genauso ist es. Ich bin traurig, daß ich es nicht geschafft habe, bis zu meinem Tod in meiner Wohnung bleiben zu können. Für meine Kinder und für meine guten alten Freunde ist es ein großer Kummer, daß ich ins Heim ziehen mußte. Ich wollte meinen Kindern nie zur Last fallen. Aber heute geht mir der Gedanke durch den Sinn, muß ich gestehen, daß ich sogar gerne zu meinen Kindern ziehen würde, allein um dem Druck der guten alten Freunde zu entgehen, die natürlich kein Verständnis dafür haben, daß ich im Heim bin, obwohl ich Kinder habe. Mein Verstand sagt mir dagegen ganz deutlich, daß in unserer Familiensituation mein Aufenthalt in diesem Heim auf die Dauer die beste Lösung für uns alle ist. Ich freue mich, daß meine Kinder und ich dieses veränderte Leben ohne viele Erklärungen eigentlich immer besser meistern.

Frau L.: Fragen Sie Ihre Kinder, wie es Ihnen hier im Heim gefällt?

Frau O.: Bezeichnenderweise nie. Die Frage vermeiden sie ganz offensichtlich, und ich danke es ihnen. Sie fragen mich, wie es mir geht. Darauf kann ich dann auch ehrlich antworten. Sie kümmern sich nach Kräften und besorgen mir, was mir fehlt.

Frau L.: Meine Bekannten fragen mich das schon. Wahrscheinlich geht das, weil sie wissen, daß es für mich keine Alternative zum Heim gegeben hat. Wir unterhalten uns dann ganz sachlich über Gutes und weniger Gutes, und wie man sich für eine eventuelle Verbesserung einsetzen könnte. Sie bringen mir auch einmal eine Spezialität zu essen mit, die ich gerne mag und die es hier nicht gibt.

Frau O.: In diesem Punkt werde ich an die Aussage von Frau M. erinnert. Meine neueren Bekannten verhalten sich so, wie Sie es gerade von Ihren geschildert haben. Einige von meinen langjährigen Freunde jedoch zählen mir bei jedem Besuch Nachteile auf, unter denen ich hier im Heim zu leiden hätte, oder sie lassen zumindest durchblicken, daß sie um mein großes Leid hier im Heim wüßten. Das finde ich wenig verständnisvoll, egal, ob es stimmt, was sie sagen oder nicht. Ich kann mich dazu nicht äußern, es entwickelt sich kein Gespräch. Zum Glück verhalten sich die meisten alten Bekannten so wie meine Kinder.

Frau L.: Ich freue mich über jeden Besuch, den ich bekomme. Sie möchten das wahrscheinlich auch.

Frau O.: Ja, gewiß. Aber ich glaube, es ist für alle Alten, die nahe Verwandte und langjährige Bekannte haben, schwer, in ein Heim zu gehen. Umgekehrt ist es aber auch für diese nicht leicht, einen lieben Menschen im Heim zu wissen.

Dialog: »Nach Todesfällen bleiben immer Menschen übrig«.

Zwei Bewohnerinnen, Frau A. und Frau B., begegnen sich und wollen eigentlich aneinander vorbeigehen. In geringer Entfernung stehen zwei Sessel und ein Couchtisch.

Frau A. erwartungsvoll, freundlich: Guten Morgen Frau B.!

Frau B. zuckt zusammen, leise, hastig: Guten Morgen!

Frau A. erstaunt: Nun sagen Sie mir bitte, was haben Sie auf einmal gegen mich?

Frau B. erschrocken: Ich? Gegen Sie? Ich habe nichts gegen Sie!

Frau A. in gleichmäßigem Tonfall: Aber etwas ist los. Seit gestern schauen Sie mich leider nicht mehr an.

Frau B. traurig: Wollen Sie wissen, was passiert ist? Dann setzen wir uns.
Beide setzen sich. Sie sind in gespannter Haltung. Nach einer kurzen Pause:

Frau B.: Vorige Woche sind meine beiden Nachbarinnen gestorben, rechts neben mir Frau X., auf der linken Seite Frau Y.

Frau A.: Was? Ich denke, die sind beide im Krankenhaus.

Frau B.: Waren sie auch. Vor etwa drei Wochen sind sie eingeliefert worden. Da wir, wenn wir ins Krankenhaus kommen, meistens so um die drei Wochen bleiben, habe ich gestern die Schwester gefragt, wie es beiden wohl gehe und wann sie zurückkämen. Da hat sie gesagt, beide sind doch in der vorigen Woche schon gestorben.

Frau A.: Na, so was! Sie haben immer die Medikamente für beide geholt.

Frau B.: Anderes auch.

Frau A.: Sie haben sich aber auch mit ihnen gestritten.

Frau B.: Das war nie ernst.

Frau A.: Ich glaube, da ging es ums Geld.

Frau B.: Ja, aber ich habe mein Geld immer wiederbekommen.

Frau A.: Na ja, die beiden waren auch schon recht alt.

Frau B.: Hat die Schwester auch gesagt. Und wie alt sind wir?

Frau A.: Die einen gehen, die anderen kommen.

Frau B.: Hat die Schwester auch gesagt. Aber immer bleiben welche übrig.

Frau A.: Noch sind wir es, die übrigbleiben.

Frau B.: Ich gehe jetzt in die Stadt. Mal sehn, vielleicht kann ich einen Besuch machen.

Frau A.: Fernsehprogramm gibt es um diese Zeit auch schon.

Beide gehen nach verschiedenen Seiten davon.

Dialog und ***Rollenspiel:*** »Pflegebedürftig zu sein ist nicht einfach, aber Schwester zu sein auch nicht«.

Die gehbehinderte und auch im Gebrauch der Arme und Hände eingeschränkte Bewohnerin Frau D. besucht die geh- und stehunfähige, nur im Rollstuhl mit fremder Hilfe bewegliche Bewohnerin Frau F. in ihrem Zimmer. Frau F. sitzt im Rollstuhl an einem Tisch und schaut ernst und nachdenklich vor sich hin.

Frau D.: Guten Morgen! Du siehst aber nicht so aus, als hätte dir der heutige Sonntag schon viel Freude bereitet.

Frau F.: Hat er auch nicht! Wir haben auf der Station seit heute eine neue Schwester.

Frau D.: Und was ist an der so schlimm?

Frau F.: Ach, weißt du was, wir haben doch schon öfter Theater gespielt mit verteilten Rollen. Ich möchte gerne die Situation von heute vormittag wie die Schwester mich aus dem Bett geholt, gewaschen und angezogen hat, mit dir spielen. Ich bin die Schwester, jung und flott, und du bist die Pflegebedürftige.

Frau D.: Einverstanden, da habe ich ja auch Erfahrung.

Frau F. ab jetzt Schwester F., schnell und deutlich, aber in durchaus freundlichem Ton: Guten Morgen, Frau D., heute müssen Sie mal kräftig mitmachen, daß wir schnell fertig werden. Ich bin nämlich allein auf der Station und habe zehn Leute zu versorgen.

Frau D.: Schwester, Sie werden doch wohl im Ernst nicht glauben, daß meine Gebrechlichkeit zurückgeht, nur weil Sie zehn Pflegebedürftige zu versorgen haben. Merken Sie sich eins, ich mache immer so gut mit, wie ich kann, ganz unabhängig davon, wieviel Pflegebedürftige auf Sie warten.

Schwester F. erschrocken: Entschuldigen Sie bitte! Das habe ich nicht bedacht. Natürlich können Sie sich nicht schneller bewegen, wenn ich unter Zeitdruck stehe. Die Aufforderung an Sie war sinnlos. Es tut mir leid.

Frau D.: Es freut mich, daß Sie Verständnis für meine Empfindlichkeit haben. Danke. Aber wissen Sie, solche Anregungen zu schnelleren Bewegungen verletzen mich wirklich tief. Das Aufstehen, Waschen und Anziehen ist für mich eine große Strapaze, und ich strenge mich dabei an bis zur Erschöpfung.

Schwester F.: Das merke ich. Ich habe dazugelernt.
Nach einer kurzen Pause:

Frau D.: Ist das Gespräch heute früh so ähnlich verlaufen?

Jetzt wieder Frau F.: Nicht ganz. Ich habe so heftig reagiert wie du gerade im Rollenspiel. Aber als Schwester habe ich natürlich so gesprochen, wie ich es mir gewünscht hätte, und nicht so, wie die Schwester es tatsächlich getan hat. Dann hat sie auch noch, als wir am Waschbecken waren, gemeint, ich sollte mich nicht so an sie krallen, sondern mich auf meinen gesunden Fuß stellen; worauf ich ihr natürlich sagte, ich hätte keinen gesunden Fuß, auf den ich mich stellen könnte, auch dann nicht, wenn noch 20 Pflegebedürftige auf sie warten würden.

Frau D.: In der Sache haben wir auf jeden Fall recht. Kein Pflegebedürftiger kann etwas besser oder schneller machen, weil die Pflegekraft wenig Zeit hat.

Frau F.: Aber wie soll es weitergehen? Ich habe ja großes Verständnis für die Schwester. Sie steht unter Zeitdruck, will alle optimal versorgen, und dann verlange ich noch, daß sie meine Empfindlichkeit voraussieht. Vielleicht muß sie sonst noch allerlei berücksichtigen, was ich nicht weiß. Die Belastung für sie ist enorm. Trotzdem fühle ich mich verletzt, wenn sie mich so anspricht, wie sie es getan hat.

Frau D.: Aber dein großes Verständnis für die Belastung der Schwester wäre doch ein guter Ansatz für ein Gespräch mit ihr beim nächsten Mal. Wenn sie hört, daß du dir Gedanken darüber machst, wie schwer sie es hat, und anerkennst, daß sie trotz des Zeitdrucks alle bestens versorgen will, freut sie das bestimmt. Ich könnte mir denken, daß die Schwester auch traurig über den verpatzten Start ist. Vielleicht denkt sie genau wie du, wie soll das jetzt weitergehen mit der Frau. Ich habe ja Verständnis für ihre Reaktion.
Pflegebedürftig zu sein ist nicht einfach, aber Schwester zu sein auch nicht.

Frau F.: Das ist ein guter Gedanke. So könnte ich einen Neuanfang probieren. Mein Ton, in dem ich zur Schwester gesprochen habe, war auch nicht gerade freundlich. Das werde ich ihr eingestehen. Vielleicht kommt sie nicht gleich morgen wieder, so daß ich erst noch mit einer anderen Schwester über dieses Problem sprechen kann. Jedenfalls sehe ich einen möglichen Weg vor mir und habe wieder Hoffnung. Ich erzähle dir dann, wie die Sache weitergegangen ist.

Frau D.: Ja. Das Wichtigste ist, daß man über die Schwierigkeiten sprechen kann.

Dialog und ***Rollenspiel:*** »Was tut man nicht alles, um seine Eigenständigkeit zu retten!«

Der gehbehinderte Bewohner eines Altenheims, Herr A, besucht den bettlägrigen Bewohner Herrn B in dessen Einzelzimmer.

Herr A.: Guten Morgen, alter Knabe, gibt's was Neues in der weiten Welt?

Herr B.: Einen ebensolchen! Ja, ich habe eine Idee.

Herr A.: Freut mich zu hören.

Herr B.: Wir haben doch schon öfter Theater gespielt: »Pflegebedürftiger und Pfleger«. Ich hatte gestern ein Erlebnis, das könnten wir als Grundlage für ein Rollenspiel nehmen.
Stell dir vor, ich sitze hier auf dem Boden, an die Breitseite vom Bett angelehnt, die Beine habe ich am Boden ausgestreckt und sehe fern. Du bist jetzt der Pfleger und kommst nichtsahnend herein, das Tablett mit dem Abendessen in der Hand, und siehst mich so sitzen. Was sagst du? Wie verhältst du dich?

Herr A.: Na, so etwas! Das habe ich noch nicht erlebt. Die Situation muß ich mir veranschaulichen. Dazu brauche ich einen Schlafanzug von dir.

Herr B. : Aber gerne! Hol dir einen aus dem Schrank, rechte Seite, 2. Fach von oben, rechts.

Herr A. geht an den Schrank und holt einen Schlafanzug heraus.

Herr A.: Die Hose breite ich jetzt so aus, wie du gesessen hast, den Hosenbund vorm Bett, die Hosenbeine ausgestreckt. Die Jacke hänge ich darüber über die Bettkante und lasse die Ärmel herunterhängen. Den Kragen lege ich neben dich auf die Bettdecke. Jetzt gehe ich noch einmal hinaus, klopfe an, wie sich das gehört, und komme mit dem Abendessen auf dem Tablett wieder herein.

Herr A. verläßt das Zimmer, klopft kurz an und kommt wieder herein, ein imaginäres Tablett tragend.

Herr A. ab jetzt Pfleger A.: Du meine Güte! Was ist denn hier passiert?

Herr B.: Das sieht man doch! Ich sehe fern. Interessante Sendung.

Pfleger A.: Ja, aber Sie sitzen da auf dem Boden. Ist denn das bequem?

Herr B.: Jedenfalls probiere ich eine ganz neue Perspektive aus. Wollen Sie das auch? Neben mir ist noch Platz.

Pfleger A.: Vielen Dank für das freundliche Angebot. Selbst wenn ich jetzt Zeit zum Fernsehen hätte, würde ich mir eine bequemere und wärmere Position aussuchen; Perspektive hin oder her.
Stellt das Tablett auf den Nachttisch.

Herr B.: Wirklich?

Pfleger A.: Also hören Sie! So geht das doch nicht! Alleine bringe ich Sie allerdings nicht hoch und ins Bett; ich hole einen Kollegen.

Herr B.: Wenn Sie meinen! Eine schlechte Idee wäre das nicht.

Ab jetzt wieder Herr A.: Ich hole einen 2. Pfleger, du wirst ins Bett gehoben, Ende der Vorstellung?

Herr B.: Ende der Vorstellung!

Herr A.: Nun sage mir nur eines, warum hast du auf dem Boden gesessen?

Herr B.: Ich habe mich im Bett aufgesetzt und wollte die Beine an der Bettkante herunterhängen lassen, wie ich das immer mache. Aber gestern habe ich beim Drehen zuviel Schwung genommen und bin zu dicht an die Bettkante geraten. Da ich mich mit den Beinen ja nicht abstützen kann, gab es für mich keine Möglichkeit, mich zu halten, so daß ich im Zeitlupentempo an der Bettkante entlang auf den Boden gerutscht bin. Ich konnte das leider nicht verhindern. Bis jetzt hatte das immer geklappt. Ich muß die Übung in Zukunft sehr bedächtig machen. Jedenfalls komme ich ja alleine nicht hoch, so war ich froh, daß das Fernsehgerät eingeschaltet war.

Herr A.: Die Glocke hättest du nicht erreichen können.

Herr B.: Ich hätte um keinen Preis der Welt geläutet oder gerufen.

Herr A.: Dann hättest du dem Pfleger sagen müssen,

daß du sozusagen aus dem Bett gefallen bist, und das wolltest du vermeiden.

Herr B.: Genauso ist es. Dieses Eingeständnis sollte beim Pfleger nicht über meine Lippen kommen,

Herr A.: Ich glaube, ich kann mir den Grund denken. Du fürchtest, daß du dann ein Gitter ans Bett bekommst.

Herr B.: So ist es! Für mich ist das ein furchtbarer Gedanke. Vom Pflegepersonal aus gesehen, wäre diese Entscheidung natürlich verständlich. Deshalb muß ich unbedingt verhindern, daß das wieder passiert und mich ganz stark konzentrieren.

Herr A.: Und wie hat gestern der Pfleger reagiert?

Herr B.: So ähnlich wie du. Ich glaube, nach dem ersten Schreck war er froh, daß ich nicht über irgendwelche Schmerzen geklagt habe. Er hat sich zum Glück wie du von der Frage ablenken lassen, warum ich da unten sitze und was passiert ist.

Herr A.: Du hast dir ja sicher vorgestellt, was der Pfleger sagen würde und wie du antworten könntest.

Herr B.: Ja, ich hatte Zeit genug, mir meine Strategie zu überlegen. Ich habe eineinhalb Stunden auf dem Boden gesessen. Und so besonders interessant war die Fernsehsendung auch wiederum nicht.

Herr A.: Was nimmt man nicht alles auf sich, um ein bißchen Eigenständigkeit zu retten!

Dialog und ***Rollenspiel:*** »Ist Krankengymnastik moderne Folterung oder Voraussetzung für schwungvolle Beweglichkeit?«

Herr M., nicht geh- und stehfähig und auch im Gebrauch der Arme und Hände eingeschränkt, wird vom Therapeuten für Krankengymnastik im Rollstuhl in sein Zweibettzimmer gefahren. Herr M. dankt ihm, der Therapeut verabschiedet sich und geht. Am Tisch sitzt der Zimmergenosse Herr P. und legt das Buch, in dem er gelesen hat, zur Seite.

Herr P.: Na, hat er dich wieder gut durchgewalkt?

Herr M.: Wozu der Krampf gut sein soll, möcht' ich gerne wissen.

Herr P.: Aber das ist doch klar! Die Gymnastik ist gesund und tut dir gut. Das sagt der Arzt, der Therapeut und auch ich, also stimmt das!

Herr M.: Ja, das wissen alle. Nur, die haben nicht meinen Körper und meine Schmerzen. Weißt du was, du bist jetzt einmal der liebevolle, geduldige Therapeut, der nichts übelnimmt, und ich bin der M. Wir unterhalten uns über den Sinn meiner Krankengymnastik. Da haue ich dir mal alles um die Ohren, was sich in mir angesammelt hat und was ich dem Therapeuten nie sagen würde.

Herr P.: O ja, gerne, eine sehr gute Idee! Fangen wir gleich an.

Ab jetzt Therapeut P.: Herr M., das war heute die fünfte Krankengymnastik.

Herr M.: Ja, moderne Foltermethoden sind das.

Therapeut P.: Aber Herr M., das dürfen Sie nicht sagen! Die Krankengymnastik tut Ihnen gut!

Herr M.: So, und woran merken Sie das?

Therapeut P.: Sie sind schon viel beweglicher geworden.

Herr M.: Diese Geschichte taugt noch nicht einmal für die Märchenstunde im Kindergarten; denn heute orientieren sich schon die Kids an der Wirklichkeit. Außerdem dachte ich, Sie merkten das daran, weil Sie meine Schmerzen spüren.

Therapeut P.: Herr M., Sie sind wirklich beweglicher geworden. Sie strecken die Arme schon viel höher als zu Anfang!

Herr M.: Und was soll ich mit den gestreckten Armen und den Händen oben in der Luft?

Therapeut P.: Das ist eine Übung, die verhindern soll, daß Ihre Arme und Schultern steif werden, Herr M.

Herr M.: Das soll verhindert werden, wenn ich morgens zwischen 10 Uhr und 10.30 Uhr fünfmal die Arme unter Schmerzen in die Luft strecke?

Therapeut P.: Sie könnten diese Übung und auch die anderen am Tage ja öfter machen!

Herr M.: Jetzt habe ich schon mehrmals gesagt, daß ich

bei diesen Bewegungen Schmerzen habe. Das haben Sie bis jetzt höflichst überhört! Glauben Sie tatsächlich, daß ich mir freiwillig und sinnlos, wie ich meine, zu allen Unbillen, die ich ertragen muß, auch noch Schmerzen zufüge?

Therapeut P.: Herr M., Sie werden merken, daß die Schmerzen nachlassen, wenn Sie beweglicher werden!

Herr M.: Ich merke genau das Gegenteil von dem, was Sie behaupten. Um die Schmerzen in den Armen und in den Schultern gelinde zu halten, verkrampfe ich die Schulter- und die Rückenmuskulatur. Dadurch nehmen die Schmerzen zu.

Therapeut P.: Dann dürften Sie die Arme nur so weit bewegen, wie Sie keine Schmerzen haben.

Herr M.: Ich habe bei diesen Experimenten sowieso kein Erfolgserlebnis. Wenn ich mich aber nur so bewegen würde, wie Sie gerade vorgeschlagen haben, hätten auch Sie keines. Ich suche mir im Sitzen und im Liegen eine Position aus, in der ich möglichst wenig Schmerzen habe.

Therapeut P.: Der Sinn der Übungen ist wirklich nicht, daß Sie mehr Schmerzen bekommen, Herr M., sondern daß Sie im Rollstuhl beweglicher werden, daß Sie nicht immer auf eine Pflegekraft angewiesen sind, die Sie schiebt, wenn Sie irgendwohin wollen, daß Sie im Rollstuhl mehr persönliche Freiheit haben!

Herr M.: Ich weiß nicht, wie oft Sie schon im Rollstuhl gesessen und gespürt haben, wie die Schultern strapaziert werden, wenn Sie immer nach hinten an die Räder greifen.

Therapeut P.: Das weiß ich auch aus Erfahrung. Deshalb schiebe ich lieber einen Rollstuhl, in dem niemand sitzt, als daß ich mich selbst hineinsetze und fahre. Da gebe ich Ihnen recht.

Herr M.: Sie haben ja auch schon gesehen, wie ich mich im Rollstuhl fortbewege. Das geht im Zeitlupentempo, Zentimeter für Zentimeter erarbeite ich mir. Nach einigen Metern bin ich völlig geschafft, weil ich, um die Schmerzen zu vermindern, verkrampfe und die Luft anhalte. Glauben Sie wirklich, wenn Sie dieses Bild vor Augen haben, angereichert mit dem Wissen um meine Schmerzen, daß ich dermaleinst schwungvoll freiheitsliebend durch die Gegend rolle?

Therapeut P.: Nach dem, was Sie mir jetzt alles gesagt haben, zweifle ich tatsächlich auch daran, daß diese Krankengymnastik einen Sinn für Sie hat.

Herr M.: Eben, es wird dabei bleiben, daß ich bitten muß, man möge mich nicht abschieben, sondern, wenn's geht, mit einem freundlichen Zuspruch dahin schieben, wo ich in aller Bescheidenheit hinmöchte. Das gehört nun mal zu meinem Pflegefall. Es wäre doch absurd, mir vorzuwerfen, ich weigerte mich hartnäckig und altersstarrsinnig, meine körperliche Situation zu verbessern und Freiheit zu erlangen.

Therapeut P.: Dann sieht das für Sie so aus, daß Sie dafür, daß Sie sich quälen lassen dürfen, auch noch dankbar sein müssen.

Ab jetzt wieder Herr P.: Du hast mich als Therapeuten lahmgelegt. Aber ich möchte mal wissen, hast du eine Ahnung, warum du bei den Armbewegungen auch noch Rückenschmerzen bekommst?

Herr M.: Ich stelle mir vor, das hängt damit zusammen, daß ich mich mit meinen Beinen und Füßen nicht abstützen und keine Ausgleichsbewegungen machen kann. Bei jeder ausladenden Armbewegung verlagere ich mein Gewicht. Die Ausgleichsbewegungen mache ich mit dem Rumpf, und das bringt die Verspannungen und Schmerzen, vor allem, wenn ich wie beim Rollstuhlfahren nach hinten greifen und Kraft aufwenden muß.

Herr P.: Das leuchtet mir ein und ist doch sicher Wert, diskutiert zu werden. Der beste Therapeut kann ja bei aller Freundlichkeit und allem guten Willen die Bewegungen nicht so empfinden wie du, weil er die Mitwirkung seiner Beine nicht ausschalten kann.

Herr M.: Das Übel ist, daß wir alten und gebrechlichen Leute viel zu selten nach unserer Meinung gefragt werden. Es wird uns oft nicht mehr zugetraut, daß wir nachdenken und etwas beurteilen können. Dabei kennen wir die Leistungsfähigkeit unseres Körpers meistens am besten. Aber die betreuenden Personen glauben, sie wüßten alles besser und meinen es natürlich sehr gut mit uns. Es sind aber durchaus Zweifel an der günstigen Wirksamkeit mancher Entscheidungen und Methoden angebracht.

Herr P.: Wenn wir nicht nach unserer Meinung gefragt werden, können wir uns ja zu Wort melden. Die Heimleitung hat doch Sprechstunden für uns eingerichtet. Da kannst du dich jederzeit anmelden und das Problem vorbringen. Ich unterstütze dich gerne, wenn du das willst. Ich kann mir denken, daß sich die Heimleitung freut, wenn mal jemand, statt zu schimpfen, eine durchdachte Angelegenheit besprechen will. Möglicherweise wird eine Therapie entworfen, die dich dermaleinst befähigt, wenigstens mäßig schwungvoll durch die Gegend zu rollen.

Herr M.: Das ist ein guter Vorschlag, den sollten wir ausprobieren. Wir müssen aber so vorgehen, daß nichts Negatives auf den Therapeuten fällt, denn der ist so nett und freundlich, gibt sich sehr viel Mühe und macht mir immer wieder Mut.

Dialog und ***Rollenspiel:*** »Bitte schließen Sie das Fenster!« – »Ja, ich habe es gekippt!«

Der gehbehinderte Bewohner Herr A. besucht den bettlägrigen Bewohner Herrn B. in dessen Einzelzimmer.

Herr A.: Guten Morgen. Oh, hier ist es ganz schön frisch, obwohl das Fenster geschlossen ist.

Herr B.: Es ist eben erst geschlossen worden und war vorher längere Zeit offen.

Herr A.: Und du hast es erreicht, daß das Fenster nicht geöffnet bleibt, obwohl draußen so schönes Wetter ist und die Sonne scheint?

Herr B.: Ja, schon, ich habe es geschafft. Du hast wohl auch schon erlebt, daß eine Schwester am liebsten die Fenster aus den Angeln heben möchte, wenn sie einen Sonnenstrahl sieht?

Herr A.: Und das nicht selten! Die Schwestern haben ja recht, und es ist fürsorglich von ihnen, wenn sie uns frische Luft zukommen lassen wollen. Aber was zuviel ist, ist zuviel. Ich habe bereits Redekünste aufwenden müssen, um eine Schwester davon zu überzeugen, daß trotz des Sonnenscheins es für mich besser ist, wenn das Fenster nicht offen bleibt.

Herr B.: Wir könnten uns ja mal aneinander messen. Du spielst die Schwester. Ich habe geschellt. Du bist gerade hereingekommen.

Herr A.: Ja, gut, machen wir.

Als Schwester A.: Bitte, Herr B., Sie haben geschellt?

Herr B.: Ja, das Fenster ist offen. Bitte schließen Sie es!

Schwester A.: Gerne.

Schwester A. geht ans Fenster, kippt es und will wieder gehen.

Schwester A.: So, Herr B.

Herr B.: Schwester, ich hatte doch gebeten, daß Sie das Fenster schließen.

Schwester A.: Ja, ich habe das Fenster gekippt.

Herr B.: Schwester, man kann ein Fenster flügeln, man kann es kippen, und man kann es schließen. Geflügelte und gekippte Fenster sind offene Fenster.

Schwester A.: Ja, schon, Herr B.! Aber es ist doch so schönes Wetter.

Herr B.: Das Wetter bleibt schön, auch wenn Sie das Fenster schließen, da bin ich ganz sicher.

Schwester A.: Das weiß ich schon auch. Aber die anderen Bewohner haben ihr Fenster bei dem schönen Wetter auch gekippt.

Herr B.: Wissen Sie, was mich ganz und gar nicht interessiert? Wie die anderen Bewohner ihr Fenster halten.

Schwester A.: Nun ja, das hätte ich mir eigentlich denken können, Sie sind ja ein Individualist. Aber Sie bekämen mehr frische Luft, Herr B.

Herr B.: Ich bekäme mehr Zug.

Schwester A.: Das kann nicht sein, wenn die Tür geschlossen ist.

Herr B.: Ich werde Ihnen erklären, wie der Zug entsteht: Die Zimmerluft ist wärmer als die Außenluft. Durch das geöffnete Fenster, egal, ob geflügelt oder gekippt, auch wenn die Zimmertür geschlossen ist, entweicht oben die warme Luft. Zum Ausgleich strömt unten kalte Luft durch das Fenster in das Zimmer. Warme Luft steigt auf, und kalte Luft sinkt ab. Diese nachströmende kalte Luft ist der Zug. Der Luftaustausch und der damit verbundene Zug hören erst auf, wenn es hier im Zimmer so frisch ist wie draußen. Darauf möchte ich nicht warten.

Schwester A.: Mein Gott, was Sie alles wissen!

Herr B.: Sie können gerne nachprüfen, ob das stimmt. Setzen Sie mich in den Rollstuhl und legen Sie sich in mein Bett.

Schwester A.: Also Sie machen Angebote! Na gut, ich werde das Fenster vollständig schließen.

Herr B.: Es genügt, wenn Sie es schließen, danke.

Wieder Herr A.: Du hast gewonnen. Aber sei sicher, wenn du die Schwester gespielt hättest, wäre ich Sieger geworden!

Herr A. schließt das Fenster wieder.

Herr B.: Davon bin ich überzeugt. Ich könnte dir Schwestern nennen, denen ein geschliffener Dialog mit gut formulierten Argumenten auch gefallen würde, wenn sie nur Zeit hätten.

Herr A.: Das ist das Grundübel. Aber sie nehmen sich ja trotzdem hin und wieder die Zeit für einen Spaß.

Dialog: »Was ist eigentlich kreatives Denken? Muß man das lernen?«

Frau S. und Frau T. in einer gemütlichen Sitzecke in eifriger Unterhaltung; in der Nähe eine große Schultafel.

Frau S.: Was ist eigentlich kreatives Denken? Wir praktizieren ja diese Art des Denkens immer in unserer frohen Denkrunde. Aber ich wüßte nicht zu sagen, was das Kennzeichnende dieser Denkweise ist. Muß man sie lernen?

Frau T.: Nein, jeder Mensch ist nach seiner persönlichen Art kreativ. Wir lernen, vor allem in der Schule, das Gegenteil davon, nämlich das auf ein bestimmtes Ziel ausgerichtete Denken. Kreativ heißt ja schöpferisch. Wenn schöpferische Leistung verlangt wird, sind meistens Rahmenbedingungen vorgegeben, die eingehalten werden müssen. Innerhalb der Rahmenbedingungen dürfen wir Ergebnisse bringen, die unseren Fähigkeiten entsprechen. Sie können nie falsch sein. Die Rahmenbedingungen beim kreativen Arbeiten lassen nicht eine richtige Antwort, sondern viele gleichwertige Beiträge zu.

Frau S.: Also letztens war z.B. die Rahmenbedingung, daß wir aus den Buchstaben, die das Wort »Konferenzschaltung« enthält, andere Wörter bilden sollten. Da waren alle Wörter richtig, in denen nur Buchstaben vorkamen, die auch in dem Wort »Konferenzschaltung« zu finden sind. Jede/r von uns hat die Wörter gefunden, die der eigenen Kombinierkunst entsprechen.

Frau T.: Ja, genauso ist es. In unserer Denkrunde werden nur solche Themen behandelt, zu denen es nicht »die richtige Antwort« gibt. Jedes Auffinden eines Beitrags ist eine schöpferische Leistung. Nun können »Fortgeschrittene«, wie wir es bereits sind, sich die Rahmenbedingungen einengen. Wenn, um bei Ihrem eben genannten Beispiel zu bleiben, schon hundert Wörter aus »Konferenzschaltung« an der Tafel stehen, kann man vorgeben, daß nur noch Tiere, Pflanzen oder erdkundliche Begriffe genannt werden sollen. Dann merke jedenfalls ich, daß meine Konzentration und Ausdauer besonders stark gefordert werden. Sehr erleichternd ist es, daß alle einen Zettel bekommen, auf dem das Wort, mit dessen Buchstaben wir uns beschäftigen sollen, in großer Schrift geschrieben steht.

Frau S.: Jetzt weiß ich Bescheid. Eine Rechenaufgabe dagegen erfordert ein richtiges Endergebnis und läßt, bezogen auf dieses, keine kreativen, sondern außer dem einen richtigen nur falsche Ergebnisse zu.

Frau T.: Ja, und das ist in unserer Zeit das große Problem der Lehrer und Schüler. In der Schule wird benotet. Das geht aber nur, wenn etwas anerkannt richtig oder falsch ist. Die Schüler wissen, daß sie das richtige Ergebnis finden müssen. Kreativität ist in der Schule nur eingeschränkt möglich.

Frau S.: Aber unsere Rechnungen haben nicht das Ziel, daß wir die eine richtige Antwort herausfinden. Niemand von uns weiß doch das Endergebnis, bevor es am Schluß der Rechnung herauskommt.

Frau T.: Unsere Rechnungen sind ein Gemisch aus Kreativität und zielgerichtetem Denken. Wenn wir z.B.

eine Reihe Quadratzahlen mit einer Reihe Einmaleins kombinieren, ist diese Überlegung bereits schöpferisches Denken. Nun müssen wir die Quadratzahlen und das Einmaleins richtig ausrechnen. Dabei ist weder Phantasie noch Kreativität gefragt. Dagegen lassen wir unsere Phantasie walten, wenn wir darüber nachdenken, wie wir die Zahlen der 2. Reihe anordnen.
Gehen wir zur Tafel!
Die erste Reihe, nehmen wir die Quadratzahlen, schreiben wir ja immer wie üblich von links nach rechts – a. Als zweite Reihe wählen wir das Einmalneun, zunächst von rechts nach links geschrieben – b, dann von der Mitte aus abwechselnd nach rechts und links – c, schließlich links beginnend, immer eine Lücke lassen bis 45 und ab 54 Zahlen in die Lücken schreiben – d:

a	1. Reihe	1	4	9	16	25	36	49	64	81	100
b	2. Reihe	90	81	72	63	54	45	36	27	18	9
c	"	81	63	45	27	9	18	36	54	72	90
d	"	9	54	18	63	27	72	36	81	45	90

Frau S.: Die unterschiedliche Anordnung der Zahlen des Einmalneun b, c und d ist also unsere schöpferische Leistung. Dann rechnen wir ja wieder ohne Phantasie weiter, die 1. Reihe mit einem Beispiel der 2. Reihe zusammenzählen ergibt die 3. Reihe. In der 4. Reihe steht der Unterschied zwischen 2 Zahlen, die in der 3. Reihe nebeneinander stehen. In den folgenden Reihen stehen immer die Unterschiede zwischen den Zahlen, die in der vorhergehenden Reihe nebeneinander stehen.

Frau T.: Rechnen wir ein Beispiel zu Ende, zählen wir die Reihen a und b zur 3. Reihe zusammen:

3. Reihe	91	85	81	79	79	81	85	91	99	109

3. Reihe   91   85   81   79   79   81   85   91   99   109

Jetzt die 4. Reihe mit den Unterschieden zwischen 2 Zahlen, die in der 3. Reihe nebeneinander stehen:

4. Reihe   6   4   2   0   2   4   6   8   10
5. Reihe   2   2   2   2   2   2   2   2
6. Reihe   0   0   0   0   0   0   0

Frau S.: Das Endergebnis hängt davon ab, wie wir die Zahlen der 2. Reihe anordnen, also von unserem schöpferischen Denken.

Frau T.: Ja, und erinnern Sie sich noch, daß die Rechenübungen auf den Vorschlag unserer Teilnehmerin Frau B. zurückgehen? Sie war damals schon über 80 Jahre alt.

Frau S.: Daran denke ich auch oft. Sie hat ja auch heute noch gute Ideen. Aber inzwischen nicht mehr nur sie allein. Ich glaube, inzwischen haben wir alle schon Vorschläge gemacht!

Dialog: »Welche neue Rechenmethode hat unsere Teilnehmerin Frau B. entwickelt?«

Frau D und Frau C in einer gemütlichen Sitzecke in eifrigem Gespräch; in der Nähe eine große Schultafel

Frau C.: Die neue Methode, nach der Frau B. neulich die Quersumme einer Zahl gebildet hat, ist ja wirklich interessant. Bringen Sie diese Geschichte noch genau zusammen?

Frau D.: Ich denke schon. Wenn Sie eine beliebige Zahl haben, z.B. 104, und denken sich die Ziffern als einzelne Zahlen und zählen sie zusammen, also 1+0+4=5, dann haben Sie die Quersumme von 104 gebildet, wie man das üblicherweise macht. Ziehen Sie die Quersumme, also hier die 5, von der Zahl, aus der Sie sie gebildet haben, also hier von 104, ab, so erhalten Sie immer eine Zahl, die durch 9 teilbar ist, hier 104-5=99=9 mal 11.

Frau C.: Ja, damit haben wir angefangen. Und das geht nach einem mathematischen Gesetz?

Frau D.: Ja. Mein Sohn hat mir das Gesetz mit a und b abgeleitet. Er ist Mathematiklehrer und kann recht gut erklären. Ich habe das Gesetz auch im Moment verstanden, kann es Ihnen aber nicht mehr vorführen.

Frau C.: Ist auch nicht nötig. Frau B. hat nun, weil sie die Null in 104 zur Geltung bringen wollte, die Quersumme auf eine neue Art gebildet.

Frau D.: Sie hat die Null und die Eins nicht als einzelne Zahlen betrachtet, wie wir es vorher getan haben, sondern sie hat aus der Eins und der Null eine Zehn gemacht und dann die Vier dazugezählt. Sie hat also nicht 1+0+4=5 gerechnet, sondern 10+4=14.

Frau C.: Diese Idee allein ist, wie wir in unserer Runde besprochen haben, schon eine großartige kreative Leistung. Ich wäre vor lauter Ehrfurcht vor der Mathematik gar nicht auf den Gedanken gekommen, daß ich eine Methode abwandeln könnte.

Frau D.: Ich ehrlich gesagt auch nicht. Aber die Leistung von Frau B. geht ja noch weiter. Sie hat geprüft, ob sie, wenn sie diese nach ihrer Methode gebildete Quersumme von der ursprünglichen Zahl abzieht, auch eine Zahl erhält, die durch 9 teilbar ist. Das hat sie bestätigt gefunden: 104-14=90=10 mal 9.

Frau C.: Wie sie uns das erzählt hat, habe ich noch einmal gestaunt. Sie hat ja dann auch noch ihre Methode an vielen anderen Zahlen ausprobiert und gesehen, daß es immer klappt.

Frau D.: Einmalig diese Leistung. Wir können ja an der Tafel die Angelegenheit einmal mit 721 überprüfen:
Übliche Quersummenbildung: 7+2+1=10;
Abziehen der Quersumme von der ursprünglichen Zahl: 721-10=711;
das Ergebnis wird auf seine Teilbarkeit durch 9 geprüft: 711:9=79;
Quersummenbildung nach der Methode von Frau B.: 72+1=73;
Abziehen der Quersumme von der ursprünglichen Zahl: 721-73=648;

das Ergebnis wird auf seine Teilbarkeit durch 9 geprüft: 648:9=72.
So funktioniert das immer.

Frau C.: Eine Seniorin, über 80 Jahre alt, hat sich eine neue Rechenmethode ausgedacht und sie auf ihre Anwendbarkeit überprüft. Das ist eine großartige Leistung.

Frau D.: Das meine ich auch, besonders, weil unsere Generation ja sehr streng und autoritätsgläubig erzogen worden ist. Ob die jüngeren Generationen, die ja in ihrer Erziehung viel weniger Autorität und Tradition, dafür aber wesentlich mehr Freiheit erfahren haben, im Alter kreativer sind als wir?

Frau C.: Ich weiß nicht, wie kreativ oder angepaßt sie heute sind. Jedenfalls sollten die Schüler im Mathematikunterricht zu solchen Experimenten angeregt werden. Dann hätten sie sicher mehr Spaß an Mathematik und Rechnen.

Frau D.: Wir haben ja danach auch noch weiter experimentiert und herausgefunden, daß es viele Möglichkeiten der Quersummenbildung gibt, wenn man die Ziffern einer Zahl nicht wie einzelne Zahlen behandelt, sondern aus den Ziffern neue Zahlen bildet. Je mehr Stellen eine Zahl hat, desto mehr Möglichkeiten der Quersummenbildung gibt es. Immer, wenn man die Quersumme, gleichgültig, nach welcher Methode sie gebildet wurde, von der Zahl, aus der sie entstanden ist, abzieht, erhält man ein Ergebnis, das durch 9 teilbar ist.

Frau C.: Da wir so schön im Gedankengang drin sind, nehmen wir ein Beispiel, 1996:

1. Methode der Quersummenbildung: 1+9+9+6=25
Abziehen der Quersumme von 1996: 1996-25=1971
Prüfen auf die Teilbarkeit durch 9: 1971:9=219

2. Methode der Quersummenbildung: 19+96=115
Abziehen der Quersumme von 1996: 1996-115=1881
Prüfen auf die Teilbarkeit durch 9: 1881:9=209

3. Methode der Quersummenbildung: 199+6=205
Abziehen der Quersumme von 1996: 1996-205=1791
Prüfen auf die Teilbarkeit durch 9: 1791:9=199

4. Methode der Quersummenbildung: 996+1-997
Abziehen der Quersumme von 1996: 1996-997-999
Prüfen auf die Teilbarkeit durch 9: 999:9-111

5. Methode der Quersummenbildung: 16+99=115 Dieses Ergebnis haben wir schon geprüfte

Frau D.: Alle diese Möglichkeiten sind natürlich nicht von uns entdeckt worden. Sie sind längst bekannt und gesetzmäßig. Aber das tut unserer Leistung ja keinen Abbruch,

Frau C.: Eben, wir haben vorher von diesen Kunststükken nichts gewußt und haben sie für uns neu entdeckt.

Dialog: »Kann man das Gedächtnis trainieren, indem man Kubikzahlen auswendig lernt?«

Frau R. und Frau N. in einer gemütlichen Sitzecke, in der Nähe steht eine große Schultafel.

Frau R.: Ich erinnere mich, daß ich in meiner Schulzeit schon einmal etwas von Kubikzahlen gehört habe. Wenn wir in unserer Denkrunde aber nicht mit diesen Zahlen rechnen würden, hätte ich bestimmt nie mehr an sie gedacht.

Frau N.: Mir geht es ähnlich. Nun wissen wir auch wieder wie man sie berechnet, nämlich dreimal dieselbe Zahl mit sich selbst malnehmen. Rechnen wir sie gleich mal an der Tafel aus:

1 mal 1 mal 1 = 1
2 mal 2 mal 2 = 8
3 mal 3 mal 3 = 27
Jetzt rechnen wir langsamer:
4 mal 4 mal 4 = 16 mal 4 = 64
5 mal 5 mal 5 = 25 mal 5 = 125
6 mal 6 mal 6 = 36 mal 6 = 216
7 mal 7 mal 7 = 49 mal 7 = 343
8 mal 8 mal 8 = 64 mal 8 = 512
9 mal 9 mal 9 = 81 mal 9 = 729
10 mal 10 mal 10 ist 1000

Also haben wir wieder in mühevoller Arbeit die Kubikzahlen von 1 bis 10 ausgerechnet. Daß ich mir die nicht merken kann!

Frau R.: Ich weiß sie auch nicht auswendig. Aber wenn sie schon dastehen, rechnen wir eine Aufgabe. Ich schlage vor:
1. Reihe: die Kubikzahlen von 1 bis 10,
2. Reihe: zu jeder Kubikzahl 7 dazuzählen,
Die 3. Reihe wird die Summe aus der 1. und der 2. Reihe.
Die 4., 5., 6. und 7. Reihe enthält immer die Unterschiede zwischen 2 Zahlen, die in der vorherigen Reihe nebeneinanderstehen.

1. Reihe: 1   8   27   64 125   216   343   512   729 1000
2. Reihe: 8 15   34   71 132   223   350   519   739 1007
3. Reihe: 9 23   61 135 257   439   693 1031 1465 2007
4. Reihe: 14 38   74 122   182   254   338   434   542
5. Reihe: 24   36   48   60   72   84   96   108
6. Reihe: 12   12   12   12   12   12
7. Reihe: 0   0   0   0   0   0

Das wär's mal wieder.

Frau N.: Wissen Sie noch, wie man die 2. Reihe auch noch bilden kann, wenn man mit den Kubikzahlen zusammen die 12 haben will? Die 12 hatten wir doch schon öfter als Endergebnis.

Frau R.: Nein, das weiß ich nicht mehr.

Frau N.: Ärgert es Sie nicht, daß Sie sich nicht merken können, bei welchen kombinierten Zahlenreihen die 12 übrigbleibt?

Frau R.: Nein.

Frau N.: Mich schon! Und auch, daß ich mir die Kubikzahlen nicht merken kann! Wenn wir üben würden, wie man sich beispielsweise die Kubikzahlen merken kann, das wäre doch »Gedächtnistraining«. Allenthalben liest man, wir Alten sollen »Gedächtnistraining« betreiben, damit wir nicht so vergeßlich werden.

Frau R.: Es ist schon wichtig, daß man sich etwas merken kann. Ohne Merkfähigkeit geht nichts mehr. Aber ich finde, wir Alten sollten den Wert dieser Gehirnleistung für uns nicht so hoch ansetzen wie für unsere Enkel, die noch zur Schule gehen. Denen muß augenblicklich die richtige Antwort auf die Frage des Lehrers einfallen. Natürlich muß auch ich zu einem bestimmten Zeitpunkt wissen, wo Geldbeutel, Hausschlüssel und die verschiedenen Brillen sind.
Was ich einkaufen will, das sollte mir sogar im richtigen Geschäft einfallen.

Frau N.: Ja, und glauben Sie nicht, daß man das Gedächtnis trainieren kann, indem man immer wieder versucht, sich Zahlen, Wörter, Begriffe oder was auch immer einzuprägen?

Frau R.: Also ehrlich gesagt, trotz aller Propaganda, die man zu diesem Thema liest, ich glaube nicht, daß ich meine Merkfähigkeit durch gezielte Übungen steigern könnte. Ich halte es auch für wichtiger, mir meine Konzentrationsfähigkeit, die Ausdauer bei meinen Tätigkeiten und mein schöpferisches Denken zu erhalten. Bei den täglichen Dingen des Alltags versuche ich sogar durch Kreativität mein Gedächtnis zu entlasten, indem ich z.B. ein System in die Aufbewahrungsplätze wichtiger Dinge bringe, die ich brauche und nicht lange suchen will. Da habe ich schon einiges rationalisiert.

Wenn ich etwas nicht vergessen darf, schreibe ich es mir auf. Auch diese Zettel haben einen bestimmten Platz, wo sie mir auffallen, und außerdem sind sie groß. Auf diese Weise brauche ich mir weniger zu merken und habe geistigen Freiraum für andere Dinge.

Frau N.: Ich wende diese Methoden auch erfolgreich an. Aber ich ärgere mich doch, wenn mir in der Unterhaltung immer wieder ein Name oder ein Ereignis nicht einfällt.

Frau R.: Das geht mir genauso. Das ist manchmal sehr quälend. Je freier ich dann aber weiterdenke, ich möchte sagen kreativ, also nicht auf ein Ergebnis hin, das mir jetzt unbedingt einfallen soll, desto besser fühle ich mich. Im übrigen denke ich an meinen Enkel, der noch zur Schule geht. Für ihn ist es ungleich wichtiger, daß ihm ein Name oder ein Ereignis augenblicklich einfällt, wenn der Lehrer danach gefragt hat. Ich dagegen kann mich auch freuen, wenn kurzfristig Vergessenes nach drei Tagen plötzlich wieder da ist.
Im Alter läßt nicht nur die Merkfähigkeit nach, sehr häufig auch die Sehkraft, das Hörvermögen, ja oft auch die Riechfähigkeit und der Geschmackssinn. Ich habe schon gehört, daß alte Menschen sagen, daß ihnen plötzlich nichts mehr schmeckt. Darunter leiden sie auch und müssen mit den Veränderungen zurechtkommen. Zu diesen Themen gibt es meines Wissens kein Forschungsprogramm und Trainingskurse auch nicht.

Frau N.: Dazu kommen ja auch noch zunehmend körperliche Gebrechen. Wenn wir dauernd das üben, was uns schwerfällt – übrigens, wie sollte man besser sehen, hören, riechen, schmecken trainieren –, wären wir immer mal wieder frustriert, weil in vielen Fällen nichts aufzuhalten ist. Sie haben recht, wir hätten kaum mehr Zeit und Kraft das zu tun, was wir können und was uns Spaß macht.

Frau R.: Und damit dürfen wir uns mit gutem Gewissen beschäftigen und uns Gutes tun. Schließlich haben wir etwas geleistet im Leben, wovon die jüngere Generation profitiert. Sie sollte darauf verzichten, uns zu etwas zu zwingen, uns unsere Rechte zu nehmen und uns Angst einzujagen.

Dialog: »Sitzgymnastik in der Gruppe macht Spaß, regt an und fördert das Wohlbefinden.«

Frau R. und Frau H. im Gespräch.

Frau R.: Abermals eine Stunde Bewegungen mit Armen und Beinen, Kopf, Rumpf, Händen, Fingern und Füßen, der ganze Körper war wieder dran und alles schön im Sitzen. Ich fühle mich danach immer richtig wohl und durchwärmt.

Frau H.: Ich auch, und ich wundere mich, daß ich dabei weder Herz- noch Atembeschwerden bekomme, die sich sonst bei mir schon bei kleinen Anstrengungen einstellen.

Frau R.: Genau, man bekommt auch keinen Muskelkater, und die Gelenke werden nicht strapaziert. Ich glaube, die gute Verträglichkeit dieser Gymnastik hat viele Gründe. Nicht zuletzt hängt sie damit zusammen, daß wir alle Bewegungen langsam durchführen und mit angepaßten Atemübungen verbinden. Dazu kommt, daß wir bei der Gymnastik im Sitzen unsere Gelenke und Muskeln nicht mit unserm Körpergewicht belasten. Dadurch sind etwa unsere Übungen aus der Skigymnastik für die Knie bekömmlicher als das Skifahren selbst.

Frau H.: Ganz bestimmt. Ein weiterer Vorteil dieser Gymnastik im Vergleich zu einer anderen ist die körperliche Sicherheit. Man fällt nicht um und kommt immer wieder mühelos in die bequeme Sitzhaltung zurück. Zusätzlich wird ja angegeben, ob man sich an der Sitzfläche oder Rückenlehne festhalten oder die Beine zum Abstützen grätschen oder nach vorne stellen soll.

Frau R.: Das spielt alles in unserem Alter eine wichtige Rolle. Eine andere Gymnastik, bei der ich mal stehen und vielleicht mal auf einer Matte sitzen müßte, könnte ich gar nicht mehr mitmachen. Ich würde dauernd das Gleichgewicht verlieren. Deshalb brauche ich beim Gehen ja auch den Stock.
Ich finde es auch gut, daß ich die Übungen an meine Fähigkeiten anpassen kann. An manchen Tagen gelingen sie mir gut. Ich kann mich hoch recken und weit ausladend dehnen. Darüber freue ich mich sehr und spüre, wie gut sie mir tun. Wenn ich mich einmal nicht so gut fühle, strenge ich mich weniger an und entferne mich nur so weit aus der bequemen Sitzhaltung, wie es meiner Befindlichkeit im Augenblick bekommt. Ich bewege mich vorsichtig und bedächtig, ohne daß ich die Gruppe störe. Weil alles so ungezwungen ist und ich meinen sicheren Sitzplatz habe, komme ich auch, wenn es mir einmal nicht so gut geht. Außerdem sage ich mir, zu Hause habe ich die Beschwerden auch und bin mit ihnen allein. Hier habe ich Abwechslung in der Gruppe und fühle mich wohl.

Frau H.: Mir geht es auch nicht jeden Tag gleich gut. Ich mache die Übungen auch intensiver, wenn ich keine Unpäßlichkeit habe. Es freut mich, wenn ich die Übungen schön harmonisch mit der Atmung ablaufen lasse. Ich habe schon folgendes festgestellt: wenn es mir morgens früh nicht so gut ging, habe ich mich bei und nach der Gymnastik besser gefühlt.

Frau R.: Dasselbe habe ich an mir auch schon beobachtet. Schonende Bewegungen lindern Unbehagen, oft sogar Schmerzen. Ich glaube, daß zuwenig körperliche Bewegung zu Unzufriedenheit führen kann, worauf dann nicht selten Steifwerden und Schmerzen folgen können.

Frau H.: Ja, schon möglich. Man sollte aber nichts übertreiben und Übungen, die man nicht mehr machen kann, die muß man weglassen. – Mir gefallen die isometrischen Übungen auch gut, bei denen nur Druck, Gegendruck und Zug wirken und keine Bewegungen erfolgen. Man kann nach Lust und Laune Muskeln anspannen und lockern, ohne daß jemand merkt, ob man sich anstrengt.

Frau R.: Bei diesen Übungen merkt man erst, wo man überall Muskeln hat. – Also mir fehlt direkt etwas, wenn ich mal nicht kommen kann. Von uns bleibt ja wirklich nur weg, wer absolut verhindert ist. Uns braucht niemand zu sagen, daß regelmäßige Teilnahme an Gymnastik wichtig ist.

Frau H.: Das liegt daran, daß die Sache nicht nur gesund ist, sondern uns auch Spaß macht. Wir erfinden neue Übungen und freuen uns über unsere Phantasie, und daß wir Alten noch so beweglich sind.

Frau R.: Außerdem kann man die Übungen auch zu Hause am Nachmittag einfach so ohne Anleitung durchführen. Man muß nur daran denken!

Frau H.: Kürzlich habe ich sogar bei einem Besuch bei Freunden ein paar Schwünge zum besten gegeben. Meine Bekannten wollten gleich mitmachen. Da habe ich ganz deutlich gemerkt, daß ich viel beweglicher bin als sie und daß ich Bewegungen und Atmung besser zusammenführen und aufeinander abstimmen kann.

Frau R.: Das Gleiche merken wir ja auch, wenn jemand neu zu uns kommt. Wir haben ja schon oft gesagt, daß Sitzgymnastik mit den zugehörigen Atemübungen nicht nur ein Körpertraining, sondern auch ein Konzentrationstraining ist.

Frau H.: Ja, aber wer Spaß an Gymnastik hat, lernt alles sehr schnell, soweit es der Körper zuläßt.

Erläuterungen zum folgenden Dialog über praktische Übungen zur Sitzgymnastik (mit Abbildungen).

Die Zahlen im Dialogtext beziehen sich auf die numerierten Skizzen, die die Übungen veranschaulichen sollen. Obwohl alle Übungen im Sitzen durchgeführt werden, ist der Stuhl nur bei den Seitenansichten dazugezeichnet worden. Bei den in Vorderansicht gezeichneten Figuren wurde zugunsten der Übersichtlichkeit auf den Stuhl verzichtet. Wenn beide Beine die gleiche Übung durchführen, zeigen die Seitenansichten nur ein Bein.

Dialog: »Bei der Sitzgymnastik kann man ganz schön ins Schwitzen kommen«.

Frau K. und Frau S. sitzen auf bequemen Stühlen und unterhalten sich.

Frau K.: Ich hätte nicht gedacht, daß man in der Sitzgymnastik so viele verschiedene Übungen machen kann.

Frau S.: Die meisten der Bein- und Fußübungen kann man überhaupt nur im Sitzen machen. So werden Gelenke, Muskeln und Bänder gefahrlos beansprucht.

Frau K: Viele Übungen sind direkt akrobatisch, z.B. beide Füße auf die Außenkante stellen **1**, dann mit Schwung beide Füße hoch **2**, und dann beide auf die Innenkante stellen **3**.

Frau S.: Man kann auch, wenn beide Füße auf der Außenkante stehen **4**, auf den Außenkanten nach außen wandern **5**, so weit, wie man kommt, dann die Füße auf die Sohle stellen **6**, anschließend auf die Innenkante und so nach innen wandern **7**, bis die Knie im Weg sind **8**. Dann stellt man die Füße wieder auf die Sohle **9**. Bei dieser Akrobatik spürt man die Dehnung bis in die Leisten.

Frau K.: Wenn man die Übung in umgekehrter Reihenfolge durchführt, also auf den Innenkanten nach außen geht **8 7** und auf den Außenkanten nach innen **5 4**, merkt man, daß bei weit gegrätschten Beinen die erforderliche Umstellung von den Innenkanten auf die Außenkanten schwieriger ist als von den Außenkanten auf die Innenkanten.

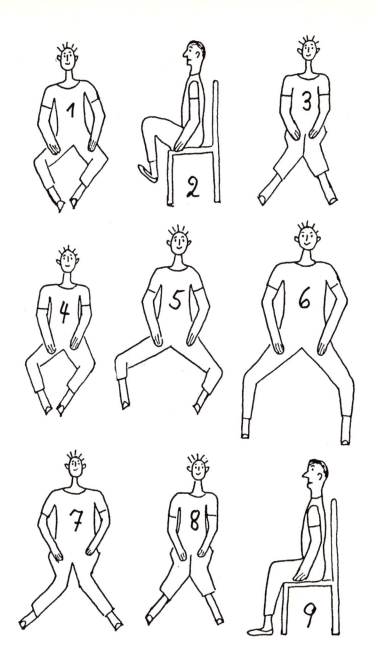

67

Frau S.: Die Fußkanten werden auch belastet und die Gelenke unter Belastung beweglich gehalten, wenn man beide Füße nacheinander von der Außenkante **10** über die Fußspitze **11** zur Innenkante **12** und zur Ferse **13** abrollt. Man sollte zu allen Übungen rhythmisch atmen, hier etwa: beim Abrollen von der Ferse zur Spitze einatmen und ausatmen, wenn man von der Spitze zur Ferse abrollt.

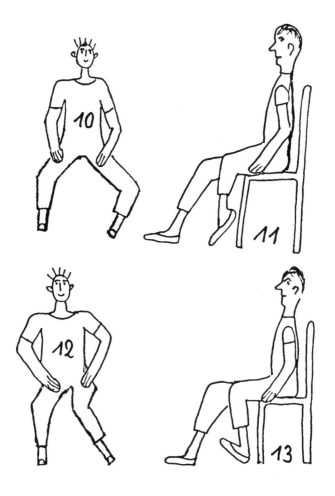

Frau K.: Das rhythmische Atmen ist schon für sich allein eine gute Sache. Es hat aber außerdem die günstige Folge, daß man die Übungen langsamer, bewußter und intensiver ablaufen läßt. Beim Kreisen der Füße mit gestrecktem Bein trainiert man die Fußgelenke ohne Druck **14 15 16 17**.

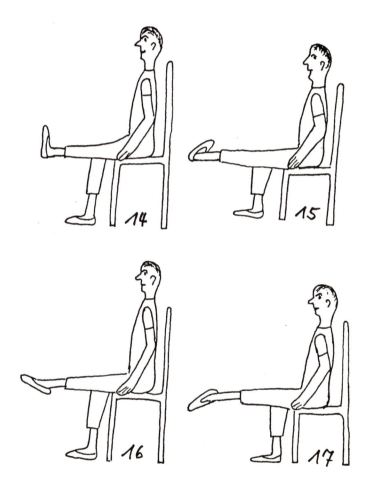

Frau S.: Bein abwinkeln und Fuß strecken **18**, dann Bein strecken und Fuß abwinkeln **19** fördert die Durchblutung der Waden ebenso, wie Bein und Fuß abwinkeln **20** und dann Bein und Fuß strecken **21**.

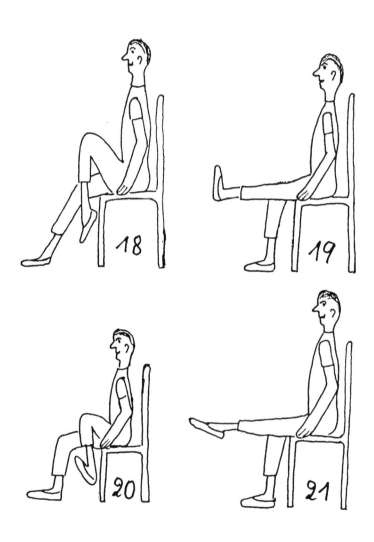

Frau K.: Die Übung Füße auf die Fersen stellen **22**, über die Sohle **23** zur Spitze abrollen **24** und wieder zurück **23 22** ist ja sehr veränderbar und begünstigt immer die Durchblutung der Unterschenkel.

Frau S.: Ja, man kann es z.B., während man den einen Fuß von der Ferse zur Spitze hin bewegt, mit dem anderen Fuß in umgekehrter Richtung tun. Oder man stellt die Füße schräg, bevor man sie abrollt, Spitzen nach rechts und Fersen nach links und umgekehrt.

Frau K.: Am schwierigsten ist das Abrollen und vor allem das Abwinkeln der Füße auf den Fersen stehend, wenn die Fersen nach innen stehen und die Spitzen nach außen, oder umgekehrt, die Spitzen nach innen zeigen und die Fersen nach außen.

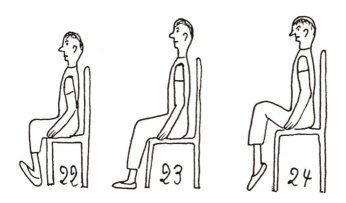

Frau S.: Die Füße sind nicht nur von der Ferse zur Spitze abrollbar, sondern auch von der Innenkante über die Sohle zur Außenkante und umgekehrt.

Frau K.: Dazu stellt man die Füße nebeneinander **26** und drückt die Knie nach rechts. Dadurch stellt sich der rechte Fuß auf die Außenkante und der linke auf die Innenkante **25**. Drückt man nun die Knie nach links, so stellen sich die Füße zunächst auf die Sohle **26**, und dann steht der linke Fuß auf der Außenkante und der rechte auf der Innenkante **27**.

Frau S.: Oder man geht von der Stellung **25** nach links, so weit man kann, zur Mitte zurück **26** und in der Stellung **27** nach rechts, so weit es geht, und wieder zurück **26**. Man geht immer nach der Seite, wo der Fuß auf der Innenkante steht.

Frau K.: Die letzte Variante ist: Knie nach rechts drücken **28**, Füße abheben vom Boden **29** und in der Luft mit Schwung Knie- und Fußstellung wechseln und mit nach links gerichteten Knien und entsprechender Fußkantenstellung, links außen, rechts innen **30**, herunterkommen.

Frau S.: Diese Übung ist schwungvoll, und man kann sehr gut rhythmisch dazu atmen.

Frau K.: Sie erinnert an die Schwünge beim Skifahren belastet aber die Knie nicht.

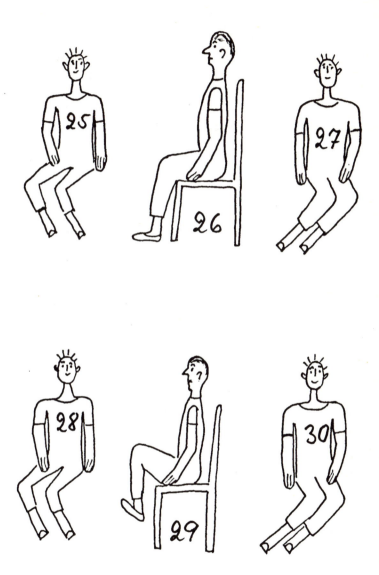

Frau S.: Beim Abrollen eines Fußes von der Ferse **31** über die Sohle **32** zur Spitze **33** und wieder zurück **32 31** kommt es darauf an, daß man Druck ausübt und den Fuß weit nach oben abwinkelt, wenn er auf der Ferse steht. Ich finde, die Bewegung wird intensiver, wenn man sie nacheinander mit beiden Füßen durchführt und nicht gleichzeitig.

Frau K.: Ja, und statt den Fuß von der Spitze aus wieder zur Ferse zurückzurollen, ist es auch sehr gut, wenn man ihn von der Spitze **33** mit Druck und Schwung abstößt, in der Luft den Fuß abwinkelt **34** und ihn mit der Ferse wieder aufsetzt **31**. Wenn ich diese Übung mit beiden Füßen längere Zeit durchführe und rhythmisch dabei atme, bilde ich mir ein, ich hätte eine weite Bergwanderung gemacht.

Frau S.: Das Abwinkeln und Strecken der Füße sorgt für eine gute Durchblutung der Unterschenkelmuskulatur. Hier hat man ja im Alter Probleme, wenn der Rückfluß des Blutes aus den Beinen verlangsamt ist. Ich mache diese Bewegungen öfter am Tag, z.B. beim Fernsehen.

Frau K.: Ich auch. Und denken Sie daran, immer einen Fuß auf dem Boden stehen zu lassen, wenn Sie die Beine ausschütteln? Dadurch schonen Sie die Wirbelsäule. Also immer die Beine nacheinander lockern und nicht gleichzeitig.

Frau S.: Daran erinnert mich mein schmerzender Rücken, wenn ich das einmal vergesse.

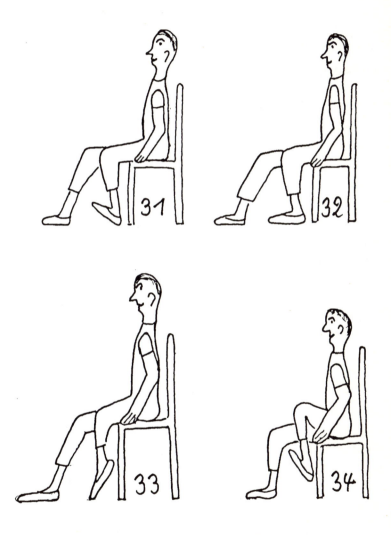

Frau K.: Von unserm Fußballtraining für den Torschuß könnten Profis lernen.

Frau S.: Von dem Bewegungsablauf bestimmt. Wenn wir ein Bein außerhalb des Stuhlbeins abwinkeln, den Rücken strecken, das Becken nach hinten schieben und die Schultern herunterziehen **35**, holen wir Schwung.

Frau K.: Beim Torschuß krümmt sich der Rücken, das Becken schiebt sich nach vorne, und die Schultern zieht man hoch **36**.

Frau S.: Daß man für dieses Abwinkeln nach außen überhaupt Muskeln hat, habe ich vorher gar nicht gewußt. Die nächste Übung läuft ebenso ab, nur daß man zum Schwung ausholt, indem man das Bein zwischen beide Stuhlbeine unter die Sitzfläche abwinkelt **37 38**.

Frau K.: Bei diesen Übungen halte ich mich mit beiden Händen an der Sitzfläche fest. Wenn ich dagegen z.B. das linke Bein in die Luft strecke und mit der rechten Hand versuche, die Fußspitze zu erreichen, stütze ich das linke Bein mit der linken Hand **39**.

Frau S.: Ja, ja, da bleibe ich auch im Versuch stecken. Leichter ist es, das Bein am Boden auszustrecken und mit der Hand der gleichen Körperseite am Bein entlang zu streichen bis zur Fußspitze **40**. Ich drücke zwar das Knie nicht ganz durch und setze auch nicht die ganze Fußsohle auf. Trotzdem empfinde ich die Dehnung des Rückens als angenehm. Mit dem nicht bewegten Bein verschaffe ich mir Halt und stütze das Körpergewicht ab.

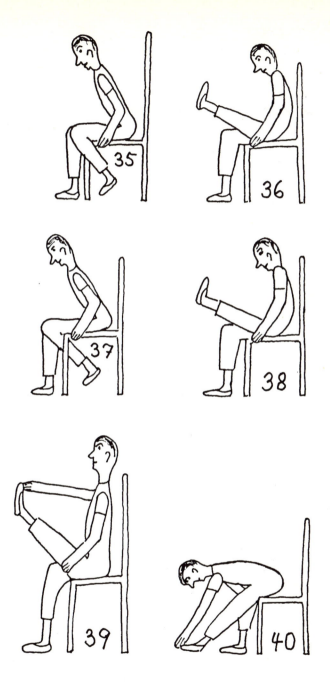

Frau K.: Die Übungen, die wir mit dem Oberkörper machen sind anstrengender als die Beinübungen.

Frau S.: Deshalb führen wir die Bewegungen langsam aus, was durch angepaßte Atemübungen erleichtert wird. Wir müssen langsam und kräftig ausatmen, weil wir nur dann tief einatmen können.

Frau K.: Es ist auch gut, daß wir mit Arm-, Rumpf-, Schulter-, Hand- und Fingertraining abwechseln und immer kurze Erholungspausen einlegen, wenn wir eine Übung einige Male durchgeführt haben.

Frau S.: Wir machen ja kein Konditionstraining, sondern wollen den Zusammenhang zwischen Muskelarbeit, Bewegung der Gelenke und Atmung spüren. Darauf konzentrieren wir uns, merken, wie die Übung harmonisch abläuft, und verändern und verbessern unsere Sitzgymnastik dauernd.

Frau K.: Zunächst Beine grätschen, Arme über dem Kopf falten und einatmen **42**, dann Oberkörper nach links neigen und ausatmen **41**, Oberkörper zur Mitte und einatmen **42** und Oberkörper nach rechts neigen und ausatmen **43**.

Frau S.: Als nächstes runder Rücken, Becken nach vorne schieben, Schultern hoch, Kopf herunter und ausatmen **44**, dann nach vorne strecken, Schultern herunter Becken nach hinten, einatmen **45** und gestreckt aufrichten **46**. Diese Übung machen wir immer mal wieder zwischendurch.

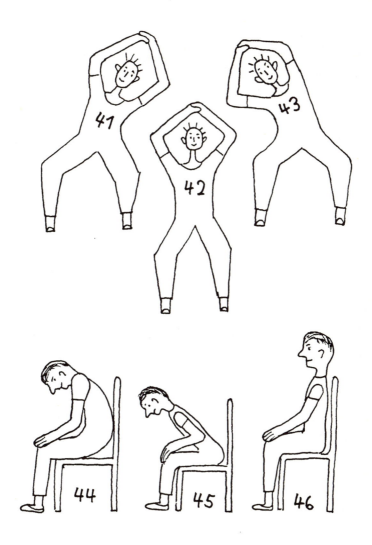

Frau K.: Arme zur Seite, abwinkeln, weit nach hinten und einatmen **47**, dann Hände und Unterarme vorne aneinanderlegen und ausatmen **48**.

Frau S.: Arme nach vorne und abwinkeln, mit den Händen ein Stück abmessen, Schultern nach unten und ausatmen **49**. Dann Unterarme gegeneinanderklappen, Fingerspitzen aneinander, Schultern hoch, einatmen **50**.

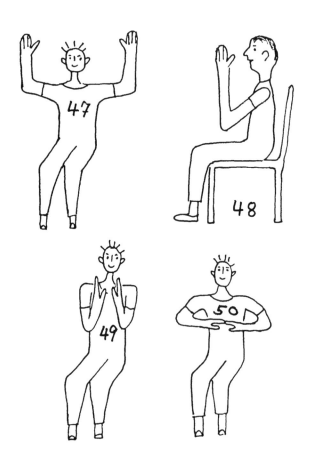

Frau K.: Hände in großem Bogen langsam kreisen **51 52**, rhythmisch dazu atmen, Richtung wechseln. Abwechselnd eine Schulter heben und die andere senken **53 54**; beim Senken ausatmen und beim Heben einatmen. Arme in Schulterhöhe anwinkeln, weit nach hinten ziehen und einatmen **55**, dann vorne weit überkreuzen und ausatmen **56**.

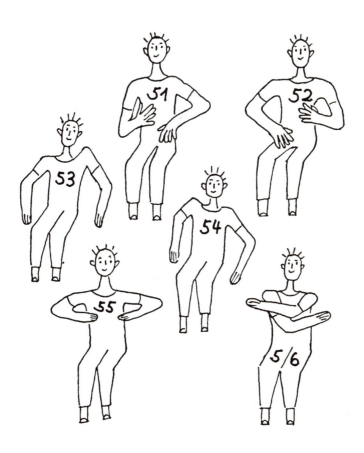

Frau S.: Beine grätschen, Hände auf dem Kopf falten, Oberkörper steif halten und einatmen **58**; dann den Oberkörper nach links drehen, Knie bleiben nach vorn ausgerichtet und ausatmen **57**, zur Mitte zurück **58** und einatmen, dann nach rechts drehen und ausatmen **59**.

Frau K.: Jetzt wird der Oberkörper nach der Seite gebeugt. Die Beine bleiben gegrätscht, damit man das verlagerte Körpergewicht abstützen kann. Linke Hand in die Taille, den rechten Arm über den Kopf bis zum linken Ohr führen und einatmen **60**. Den Oberkörper nach links neigen und ausatmen **61**. Wieder zurück zur Mitte und einatmen **60**. Man spürt, wie die rechte Körperseite gedehnt wird.

Frau S.: Bei dieser Übung ist es wichtig, daß man gerade sitzt und nicht nach vorne einknickt.

Frau K.: Das stimmt. Jetzt wird gewechselt: rechte Hand in die Taille und linken Arm über den Kopf zum rechten Ohr führen **62**, einatmen und den Oberkörper nach rechts neigen und ausatmen **63**. So wird die linke Körperseite gedehnt. Danach wieder zur Mitte zurück und einatmen **62**.

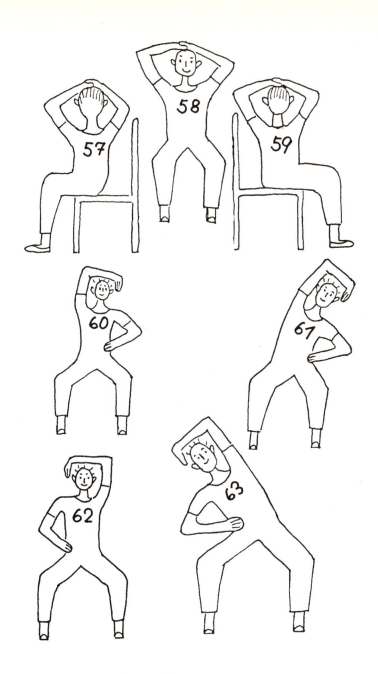

Frau S.: Mit der rechten Hand von oben an die Wirbelsäule und mit der linken Hand von unten **64** bzw. umgekehrt, linke Hand von oben und rechte von unten **65**. Dabei wird der Rücken gestreckt.

Frau K.: Können Sie Ihre Arme so weit nach unten und nach oben ziehen, daß sich die Fingerspitzen Ihrer beiden Hände auf dem Rücken berühren? Ich schaffe das nicht.

Frau S.: Ich leider auch nicht. Bei der nächsten Übung Schultern in großem Bogen kreisen, sollte man ausatmen, wenn die Schultern unten sind **66**, und einatmen, wenn man sie hochzieht **67**.

Frau K.: Jetzt kommen Übungen für Hände, Handgelenke und Finger dran. Beide Handflächen fest gegeneinanderdrücken **68** ist ein guter Ausgleich für Leute, die mit Stock oder Krücke gehen. Dann werden die Hände von der Handwurzel über die Handflächen und die Finger voneinander getrennt, bis sich nur noch die Fingerkuppen der beiden Hände berühren **69**. Beim Spreizen der Finger **69** einatmen, wenn die Fingerkuppen dicht aneinanderliegen **70**, als wollte man mit den hohlen Händen Wasser schöpfen, ausatmen.

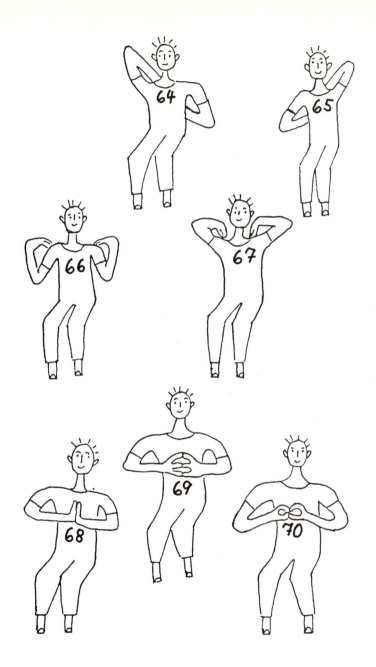

Frau S.: Jetzt schalten wir mal isometrische Übungen dazwischen mit Zug, Druck und Gegendruck, bei denen man sich nicht bewegt.

Frau K.: Gut. Zunächst beide Hände mit den Fingern ineinander krallen **71** und nach beiden Seiten gleichmäßig kräftig ziehen, ohne die Hände loszulassen, und wieder lockern. Nun beide Handflächen so gegeneinanderlegen, daß die Finger der rechten Hand auf dem linken Unterarm liegen und die der linken Hand dem rechten Unterarm anliegen **72**. Beide Handflächen gegeneinanderdrücken und wieder lockern. Dann mit der rechten Hand an die rechte Kopfseite **73** und Kopf und Hand gegeneinanderdrücken. Anschließend dasselbe mit der linken Hand und der linken Kopfseite **74**. Immer kurzfristig Druck und Gegendruck und lockern. Die nächste Übung, nämlich daß man alle Fingerkuppen nacheinander dem Daumen gegenüberstellt und kräftig preßt **75**, wird in ihrem Wert meist unterschätzt. Bei diesen fünf Übungen kann man zusätzlich alle Muskeln, die man hat, anspannen und lockern.

Frau S.: Als Abschluß die Übung »Brett vorm Hirn«: Die rechte Hand umgreift den linken Oberarm und die linke Hand den rechten **76** – es geht auch umgekehrt – und ausatmen. Nun die überkreuzten Arme hochziehen bis zur Stirn und einatmen **77**.

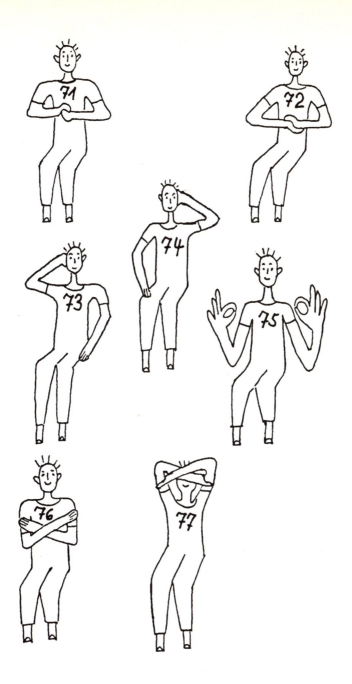

Frau K.: Jetzt kommen die Rumpf- und Schultermuskeln wieder dran. Gerade sitzen, die Fußsohlen sind aufgesetzt; den linken Arm weit nach vorne strecken, ohne den Oberkörper vorzubeugen, und den rechten Arm entgegengesetzt nach hinten abwinkeln **78** und ausatmen. Während man wechselt, also rechten Arm nach vorne und linken nach hinten abwinkeln **79**, ein- und wieder ausatmen. Man kann den Atemrhythmus auch umgekehrt anpassen.

Frau S.: Wie es mit der Atmung am besten paßt, kann man individuell ausprobieren. Jetzt wieder etwas Gutes für Hände und Finger: die Hände abwinkeln, daß die Handflächen nach außen zeigen und die Finger kräftig strecken; wieder eine wichtige Übung für Menschen, die mit Stock oder Krücke gehen. Nun, vom kleinen Finger angefangen, alle Finger der Reihe nach einbeugen **80** und die Faust fest zusammendrücken **81** und vom Daumen her die Hand wieder öffnen.

Frau K.: Zur Abwechslung wieder eine Übung zur Stärkung der Rumpf- und Schultermuskulatur; Arme im Nacken falten, die Ellenbogen weit nach hinten ziehen und einatmen **82**, dann die Arme an die Ohren anlegen und ausatmen **83**.

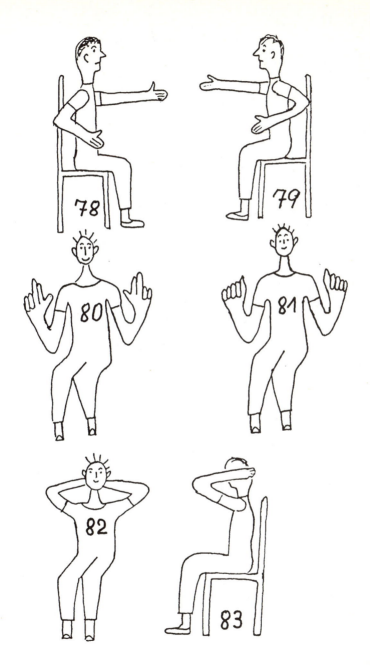

Frau S.: Gerade sitzen, den Blick nach vorne richten, den rechten Arm nach rechts ausstrecken, die linke Hand seitlich ans linke Knie anlegen, einatmen und etwas recken **84**. jetzt den rechten Arm in großem Bogen nach links führen, daß die Schultermuskeln mit angespannt werden, und die Knie mit der linken Hand nach rechts drücken **85** und ausatmen.

Frau K.: Diese Übung kann man so ausführen, daß der Blick nach vorne gerichtet bleibt **84 85**. Man kann sie aber auch so ausführen, daß der Kopf der Bewegung des ausgestreckten Armes folgt, wenn einem dabei nicht schwindlig wird: linken Arm nach links ausstrecken, Kopf nach links drehen und rechte Hand ans rechte Knie, einatmen **86**. Jetzt den linken Arm nach rechts führen, und Kopf und Augen machen diese Bewegung mit, gleichzeitig drückt die rechte Hand die Knie nach links, ausatmen **87**.

Frau S.: Nun die Übung »Bild im Rahmen«: linken Arm abwinkeln, die Hand umfaßt den rechten Unterarm, ausatmen **88**. Der gestreckte rechte Arm nimmt den abgewinkelten linken Arm mit nach oben, hochrecken und einatmen **89** und ab **88** wiederholen und die Arme wechseln.

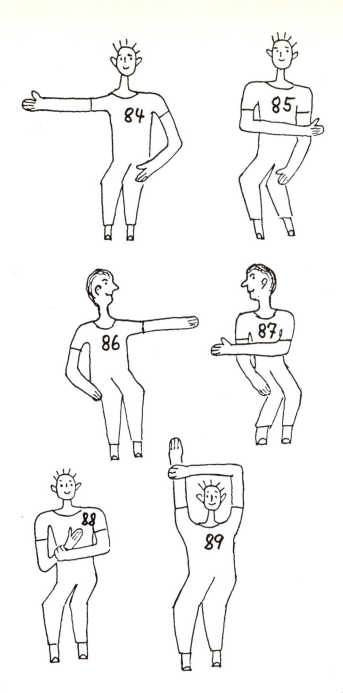

Frau K.: Wir krallen die Hände mit den Fingern noch einmal ineinander **90**. Zuerst übernimmt der rechte Arme die Arbeit. Er zieht den linken Arm weit hinüber nach rechts, wobei wir gerade sitzen, nach vorne gerichtet bleiben und den Oberkörper nicht mitdrehen **91**, ausatmen. Während der linke Arm den rechten nach links herüberzieht – wieder bleiben wir gerade sitzen und drehen den Oberkörper nicht mit –, atmen wir ein und wieder aus, daß beim Endpunkt des Zuges die Luft ausgeatmet ist **92**.

Frau S.: Zum Schluß verknoten wir unsere Hände kurzfristig, eine gute Übung für die Beweglichkeit von Handgelenken und Fingern: zunächst die Handflächen beider Hände aneinanderlegen, dann beide Hände drehen, daß die Handrücken aneinanderliegen. Jetzt mit dem rechten Arm über den linken greifen, damit die Handflächen so zusammenliegen, daß man die Hände mit überkreuzten Unterarmen falten kann **93**. Nun die gefalteten Hände nach unten drehen, zum Körper und wieder nach oben **94** und wieder zurück **93** und wiederholen. Man kann das Ganze etwas abwandeln, indem man mit aneinanderliegenden Handrücken den linken Arm über den rechten legt und die Übung fortsetzt.

Frau K.: Unser Gymnastikprogramm dauert eine Stunde. Immer wieder fallen uns Abänderungen ein. Wir haben inzwischen so viel Erfahrung, daß wir spüren, welche Bewegungen harmonisch sind, und daß wir unserm Körper keine ungesunden Verdrehungen zumuten.

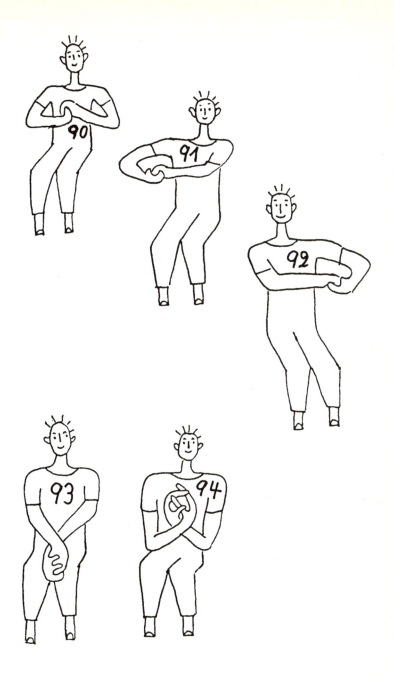

Schlußbetrachtung

Ich hoffe, daß es den Senior/innen durch ihre lebhaften, humorvollen und ernsten, aber stets versöhnlichen Gespräche gelungen ist, auf wichtige Probleme in liebenswürdiger Weise aufmerksam zu machen. Sie betreffen zwar vordringlich Senior/innen und deren Bezugspersonen, aber da jede/r von uns mehr oder weniger enge Beziehungen zur älteren Generation hat, betreffen sie uns alle.

Ein besonderes Anliegen, vor allem der gebrechlichen alten Menschen ist, wie alle Dialoge und Rollenspiele zeigen, daß man sie zu Wort kommen läßt und ihnen zutraut, daß sie noch etwas wissen und beurteilen können; daß man sie für fähig hält, aus ihrer Sicht und für ihre Bedürfnisse Wünsche zu formulieren, die vernünftig sind und im einen oder anderen Fall vielleicht sogar zur Entlastung des Pflegepersonals beitragen. Es verletzt sie tief und nachhaltig, wenn an ihrem Willen zur Aktivität gezweifelt wird. Jede/r von ihnen würde herzlich gerne am Morgen aus dem Bett springen, sich unter eine kalte Dusche stellen, in die Kleidung schlüpfen, selbständig essen und zur Toilette gehen, wenn es ihnen nur möglich wäre. Aber leider geht plötzlich so vieles nicht mehr ohne Hilfe. Man muß damit rechnen, daß pflegebedürftige alte Menschen unter Schmerzen leiden, unter ihrer eigenen Unzulänglichkeit und besonders stark unter dem Gefühl, daß sie eine Last für andere geworden sind. Die mobilen Senior/innen machen in ihren Unterhaltungen deutlich, daß sie sich durch kreatives Denken und Handeln Lebensqualität erhalten. Aus der Substanz, die sie sich in ihrem arbeitsreichen Leben erworben haben, ergeben sich die Bereiche, in denen sie tätig sind. In diesem Buch sprechen sie über Singen, Rechenmethoden, Bearbeitung von Themen, Betreuung anderer älterer Menschen und Gymnastik. Darüber hinaus fertigen sie Handarbeiten an, entlasten die jüngere Generation durch Kinderbetreuung, Hilfe bei Haus- und Gartenarbeit und vieles andere mehr. Es fällt ihnen schwer, festzustellen und sich einzugestehen, daß die Kräfte mit den Jahren nachlassen.

Ob gebrechliche oder mobile Senior/innen, wir sollten das Gespräch untereinander und mit der jüngeren Generation suchen. Rollenspiele können hier sehr hilfreich sein. Dadurch kann bei gutem Willen und Großzügigkeit gegenseitiges Kennen und Anerkennen mit allen Stärken und Schwächen gefördert werden. So ist es möglich, daß sich Selbstvertrauen und Vertrauen zueinander immer wieder neu aufbauen, damit unser Selbstwertgefühl auch dann erhalten bleibt, wenn unsere Leistungen für die Gesellschaft abnehmen. Die Würde des Menschen, die unabhängig von seinem körperlichen und geistigen Zustand ist, muß den täglichen Umgang miteinander bestimmen.

Von Ingrid Sehmer ebenfalls lieferbar:

Senior/innen arbeiten für Senior/innen

Themen zu kreativem Denken
und Gedächtnistraining für den 3. Lebensabschnitt

1996. 188 Seiten. Paperback DM 26,80. SFr 24,50.
ÖS 196,00. ISBN 3-89501-323-4

R. G. Fischer Verlag
Orber Straße 30 • 60386 Frankfurt